疾 病 预 防

——维系健康的秘诀

[美]戴维·L.卡茨
[美]斯泰茜·科利诺　著

李稳敏　徐　昌　译

科学出版社
北京

图字号【01-2017-7074】

图书在版编目（CIP）数据

疾病预防：维系健康的秘诀/（美）戴维·L.卡茨（David L. Katz），（美）斯泰茜·科利诺（Stacey Colino）著；李稳敏，徐昌译. —北京：科学出版社，2020.10

书名原文：Disease Proof: The Remarkable Truth about What Makes us well

ISBN 978-7-03-062853-4

Ⅰ.①疾… Ⅱ.①戴…②斯…③李…④徐… Ⅲ.①疾病—预防（卫生）Ⅳ.①R4

中国版本图书馆 CIP 数据核字（2019）第 248817 号

责任编辑：张 宁 凌 玮/责任校对：贾伟娟
责任印制：李 彤/封面设计：蓝正设计

科 学 出 版 社 出版
北京东黄城根北街 16 号
邮政编码：100717
http://www.sciencep.com
北京虎彩文化传播有限公司 印刷
科学出版社发行 各地新华书店经销
*
2020 年 10 月第 一 版 开本：720×1000 B5
2021 年 5 月第三次印刷 印张：14 1/2
字数：240 000
定价：68.00 元
（如有印装质量问题，我社负责调换）

致我的病人

——能够有幸分享追求健康的秘籍，我心怀感激

译 者 名 单

主译：李稳敏　徐　昌

审校（按姓氏笔画排序）：

马占平　王　谦　王晶晶　李睿琪

杨　玲　吴武军　邱瀚锐　张　璐

张瑞奇　陈友艳　胡海田　姚翠萍

徐　昌　雷革胜

序

随着生活水平的提高，肥胖人口越来越多。目前科学研究已经证明，肥胖是造成很多疾病的元凶。如何控制体重，以及如何通过有效的方法减重一直是困扰肥胖者的重要问题。虽然目前各种减肥药充斥市场，但是效果都很有限，甚至会对身体造成损伤。普通肥胖者如何科学减重，急需正确的指导。

肥胖所带来的各种慢性病，如心血管疾病、高血压、卒中及糖尿病等在我国发生的比例相当高。例如，心血管疾病死亡率长期以来位居我国疾病死亡率的首位。因此，人们也越来越关注自身健康。然而，作为普通人，面对慢性病的折磨，除了求助正规医院的医生外，很多人还会通过网络平台获得治疗慢性病的信息及方法，导致病情延误甚至加重，如张悟本、魏则西事件就是最典型的例子。如果人们无法获得正确的指导和信息，此类事件还会层出不穷。

当李稳敏教授和她的团队翻译完成美国戴维·L. 卡茨教授的专著《疾病预防——维系健康的秘诀》一书初稿，让我进行校订时，我惊讶地发现此书可以完美解决上述两个问题。就减重而言，此书从锻炼和饮食两个方面给出具体的指导，包括如何把锻炼融入每日的生活，如何获得更健康的饮食，如何杜绝垃圾食品的摄入，如何挑选更健康的食品等。而且，越来越多的科学家也证实，定期锻炼可以减少很多疾病甚至是癌症发生的可能。作者就如何坚持锻炼也给出了很多具体的策略，如建立决策平衡表、让朋友和家人加入等很多切实可行的方法。《疾病预防——维系健康的秘诀》一书对慢性病病人来说，正好解决了有病乱投医的问题，是提供给慢性病病人的一剂良方。作者通过多年的调查和研究得出结论，改变生活方式，如戒烟、减肥、合理及营养的进食，以及进行更多的锻炼，可以降低慢性病的发病风险。作为美国内科医学委员会院士、预防医学学会和公共卫生科学领域专业认证专家、耶鲁大学医学博士及营养学家，作者在书中提及的预防疾病的策略和方法具有可信度、可操作性和有效指导性。

此书是我从事生物医学工程工作与研究 10 多年来，看到把锻炼策略及饮食策略描述得如此翔实及可行的一本书，也是把生活方式与疾病产生的关系分析得非常透彻的一本书。在校阅过程中，我个人也受益匪浅。

此书也可作为慢性病医务工作者的一本参考书。大略翻阅此书可以发现慢性病是一个系统工程。作者以他的病人为实例，说明睡眠障碍、肥胖、慢性病、精神压力和家庭生活是相互影响、相辅相成的。采取正确的方法可得到良性循环，反之则导致恶性循环。这会为慢性病医务工作者提供一种新的思路。

此外，此书也提供了很多健康的菜谱，可以供广大厨艺爱好者参考。

总之，此书能通过科学出版社得以出版，不管是对普通大众，还是对从事相关领域的科研工作者，都是值得庆贺的事情。

姚翠萍

2019 年 2 月

于西安交通大学

前　言

　　谈及健康，你可曾留意到有些媒体是如何热衷于报道可怕的最新危险因素、捕风捉影的新方案，或是所谓的"希望十足"的治愈疗法（事实上纯属空穴来风）？杂志和电视节目中设计的节食和健康环节旨在提高杂志的浏览量及电视节目的收视率。眼花缭乱的讯息和建议让我们深感混乱，但是编辑或电视制作人丝毫不受影响。由于自身具有些许业内经验，我明白这些媒体报道的用意。

　　我除了是一名预防医学专科医生，还是一位全国性杂志的专栏作者，同时还作为医学专家出席全国性新闻节目。几年前的一个晚上，我正在为第二天早上的电视节目准备最新的节食研究内容。当时我与节目导演和高级制片人进行电话联系，我们按照惯例快速核对内容。正当我讲述自己对节目关键内容的看法时，一直在默默聆听的高级制片人突然插话，说："你不能这么说！"

　　"为什么？"我问道。

　　她解释说："因为上周你上节目时已经说过了，重复同样的论断会让节目显得无聊。"

　　"可能是吧！但事实上水果和蔬菜对人体健康是非常有益的！"我回复道。

　　这种情形，并不罕见，我在工作中经常遇到。其关键在于，媒体内存在着理解冲突，即"何谓真和新""何谓科学""何谓煽动性标题""何谓有趣的原声新闻插播"。我明白一些媒体为了吸引观众，不得不把枯燥的科学发现包装得更吸引人、更新颖、更惊艳，但这种做法有时会让真相变得难以辨认。

　　这种现象让我想起了电影《义海雄风》中精彩的法庭场景，电影中汤姆·克鲁斯饰演的海军律师正在就是否执行红色法规一事对杰克·尼科尔森饰演的脾气暴躁的海军上校进行审问。汤姆·克鲁斯饰演的海军律师叫喊着想要寻求真相,但是杰克·尼科尔森饰演的海军上校的回答一时成了经典:"你承受不了真相!"

人们无法承受未经包装的真相。这一论断也在健康和医药界流行。你能否承受得起这一真相,这个问题至关重要,因为如果你的回答是肯定的,那么你就可以掌控自己的医疗命运。我们可以运用不可思议的力量来把握我们生命的长度和质量。我们可以帮助自己及孩子避免疾病和健康风险。我们甚至可以朝着有利于我们自身的方向来揭秘 DNA。个人医疗命运的主动权不仅威力无穷,而且触手可及。

在 2009 年发表的欧洲癌症与营养前瞻性调查(EPIC)——波茨坦研究中,研究人员在德国选取了 24 153 名年龄在 35～65 岁的受试人员,对吸烟情况、体重情况、锻炼情况和饮食情况进行检测,并追踪调查了这 4 种因素在生活中对他们健康的影响。研究表明,任何能降低慢性病患病风险的因素都与每一种健康的生活方式息息相关,如不吸烟、体重指数(BMI)低于 30、每周至少锻炼 3.5 小时,以及摄入营养膳食(水果、蔬菜、全谷物面包摄入量高,红肉摄入量低)等。改变任何一种不良的生活方式,慢性病发生的概率都有可能降低 50%。但最令人吃惊的是,在研究开始就具备这 4 种健康生活方式的受试者患上任何重大慢性病的概率比其他人低 80%,其中糖尿病(diabetes mellitus)的患病率比其他人低 93%。就这一效果来看,没有也不会有任何药物能与之抗衡。既然生活方式可以当作食疗,那要处方何用?

科学就是证据的逐渐积累和认知的不断提升,并且有时也包括"经得起时间检验的真相",这一点非常重要。诚然,水果和蔬菜的确对我们有益,过去如此,未来也是如此。如果你过于关注最新的媒体报道,即什么对你有益或有害,什么可真正提升或降低患上某种疾病的风险,你最终会完全被这些"健康信息"左右。终有一刻,你会摇头摆手,沮丧万分,拒绝接受所有的信息,即使是真实的信息。很显然,情况不应该是这样的。

与常规认识和媒体有时引导我们所相信的相反,基因无法决定我们的体重或者未来的健康状况。基因所能做的就是告诉我们患有某些疾病的风险。这只是可能性，而不是必然性。人体内的 DNA 无法预测我们未来会患有哪种疾病，除非这种疾病是由基因突变导致的［如亨廷顿舞蹈症（Huntington disease）、囊性纤维化（cystic fibrosis）或镰状细胞贫血（sickle cell anemia）］。事实上，我们都在通向健康或疾病的路上，这都是由我们自己决定的，因此未来健康与否，与基因无必然关系，所以未来不应因为健康问题而埋怨自身的基因。

多数疾病并非随意出现，而是人们日常行为的产物。这些日常行为可以让我们形成良好的生活习惯，也可以让我们罹患疾病，甚至走向死亡。走向健康还是死亡，仅在一念之间。

也就是说，死亡和疾病的主要诱因很大程度上是我们可以控制的，这种诱因是由我们的双手、双脚和餐叉决定的。我们在日常活动中是否积极锻炼，是否摄入健康饮食或者是否吸烟，这些都会影响我们的健康。除少数情况外，这是一个由开创性研究建立的新规则，同时也是本书的首要前提。正如你读到的那样，目前有大量证据表明，只要做到不吸烟、保持健康体重、积极锻炼、饮食健康，就可以将所有慢性病的患病风险降低 80%。你没看错，就是 80%！这 4 件事情榜上有名，但事实上做到饮食健康和积极锻炼之后，你就会拥有健康的体重，因此你只需要集中做好不吸烟、积极锻炼和饮食健康这 3 件事情。在我看来，领悟和做好这 3 件事情，可以且应该能够激励我们选择更佳的生活方式，进而演好人生这场戏。如果一切得当，你可以从基因层面书写未来新的篇章。对于像我这样的预防医学专科医生来说，书写未来新的篇章意义深远，因为冷漠和宿命论是保持健康和治愈疾病最大的敌人。

对我而言，成为一名医生是必然选择。这不仅因为我父亲是名医生，而且因为我知道我想做些有意义的事情，做些有挑战而且有价值的事情。在实习期间，我花费大量时间弄清楚自己真正想要进入哪个科室。我不仅注意到住院病人十有八九都身患重病，还注意到这些疾病本可以通过锻炼、健康饮食或者不吸烟得到预防。一种更加健康的生活方式本可以让他们避免患病，可这些人正在遭受病痛的折磨，寿命也正在缩短，想到这些我深感悲痛。在此之后，我一生的职业道路变得明朗，我开始钻研如何成为一名专家——一名利用生活方式来治病的专家，一名最大限度利用营养来治病的专家，特别是一名从开始就帮助人们远离疾病的专家。后来的事情，你懂的——我成功地做到了这一切。我曾做过实习生，也做过预防医学医生。我利用实习的机会来照顾病人，与此同时我的首要目标是防止尽可能多的人身患疾病！

改写未来

　　事实上，健康的行为能够创造机遇以改善你的基因。毕竟，基因无法影响健康，因为它们就在那里，它们仅仅代表着生物材料的配方要素，包括可被启动或者关闭基因的特定蛋白质，这种配方要素需要有序制订才能启动疾病程序。你可以通过改变生活方式，从根本上增加或者减少影响基因的因素。仅仅携带易患结肠癌（colon cancer）或者肺癌（lung cancer）的基因，并不代表你会不可避免地患上此类疾病。如果你定期进行锻炼，保持健康的饮食，避免吸烟，并且保持健康的体重，那么即使你的家人身患此类疾病，你也很有可能能够避免此类疾病。

　　人体组成部分数量有限，我们不能奢望找到新的骨骼或者器官，我们也不能奢望找到挽救生命、促进健康和提升幸福的医学技能。一些人掌握了一套技能，尽管与各类消息相佐，与各类社会力量相对，但是它能让人们保持苗条的身材和良好的健康。这种技能并非与生俱来，你可以在人生的某一刻学会这种技能，并把它看作是一个工具包，你或许不知道你什么时候需要它：一旦你拥有了，掌握了不同工具的使用方法，你将拥有新的技能。

　　所有慢性病的发病率将降低 80%，这在公共卫生史上绝对是一次巨大的进步。这一结果无疑令人叹服，但这仍然只是一个统计数据，统计数据基本都十分枯燥、乏味，而且来源不明。因此我们如何才能让这一观点充满意义呢？让我们想象一下这些风险发生在你的世界里。你或你所爱之人曾遭受过心脏病、卒中、癌症或糖尿病的折磨吗？想象一下他们生病时的容颜，回想一下当你听到他们患上危及生命的疾病时你的感受。还记得你当时是多么担忧吗？

　　当你的朋友、同事、邻居和其他人回想起他们的亲人收到相似诊断通知时，他们当时是一种什么样子。

　　但是也请设想一下，我们中大部分反思个人痛苦的人，因为这一切从未发生过，所以没有收到过那种可怕的消息。例如，你的母亲没有罹患癌症，你的好友或者同事没有患心脏病，你的祖母没有患卒中，你也没有患糖尿病，那么这是多么美好和激动人心的事情，不是吗？更鼓舞人心的是：如果我们都各尽其责，那么就有可能重新掌控我们的双手、双脚和餐叉。但是如果理论知识不付诸于实践，是无法转化为力量的，因此预防和抵御疾病的关键，在于我们如何将我们了解的抵御慢性病的潜在信息转化为行动。

身体的第二次机遇

我在询问病人就医原因时，得到的回答总是身体不适，想要恢复健康，或者是目前身体无恙，想要咨询保健的方法。那么接下来我的问题就是"你为什么在意健康？健康的意义何在？"。

通常听到这些问题后，病人全都沉默，不知如何回答。健康是为了某种意义，是为了你想要的、你值得拥有的生活，是为了身心愉悦、状态良好，但是没有人真正思考过这一问题。这不是磨炼、苦修或者惩罚，这是对自我投资的奖励和回报，而且是超越投资本身的回报。金钱也是如此，我们存钱是为了保障日后富裕的生活或者是作为孩子日后的教育经费。我们通过不懈的努力来改善健康也是为了美好的未来。毕竟，身体健康了，未来的人生才会变得更加美好。如果你能与亲人分享促进健康、抵御疾病的方法，那么你的人生会更加美好，因为所爱之人将与你共享健康人生。

这不仅需要不断的努力和实践来让这些技能成为习惯，而且在我们生活的这个世界中也非常需要这些技能。我们不想生于肥胖恣意横行的环境，也不想处在食物美味却富含热量或是快餐食物充斥的世界，但我们确实正身处其中。我们也不想成为依赖科技的第一代智人，指望科技为我们提供所有的服务，但我们还是别无选择，我们就是这类人群。在现代社会，你没必要贪吃到暴食的程度，或者缺乏锻炼到体重暴增的地步，而我们恰恰生活在上述现象比比皆是的现代社会中，肥胖和慢性病不再是个例，反而随处可见。

不论是个人职责还是公共政策，在揭示烦扰健康的综合因素方面都占有一席之位。在等待世界改变时，你可以把握方向盘，将个人和家庭健康引向康庄大道，本书将向你展示其中的方法。本书一部分是行动呼吁，一部分是健康生活的美好蓝图，本书调查了助长肥胖、慢性病横行的具体原因，更重要的是提供了让你改善健康的方法，从而使你能够更好地管理体重，提升自身的免疫力，遏制影响生活的疾病萌生，甚至可能修复之前疾病对身体造成的伤害。你将首次获得完整的工具箱，掌控自身的医疗命运，从而不断改善自身的健康状况。这就像骑自行车一样，一旦掌握技巧，将永生不忘。

在后续的章节中，你将学会如何加强自身的意志力，构筑自身的技能，这些技能会帮助你改善在家中和路途中的饮食习惯，改善购买食物和烹饪的习惯，帮助你提升锻炼水平。你将学会重新训练自身味蕾，从而使其偏好健康的食物；发现自己喜欢的锻炼活动并将其融入生活；拥抱身体活力带给你的恩惠。而且你会知道如何改善你生活的其他方面，如睡眠、压力、疼痛和社交，从而强化你自身的饮食和锻炼习惯。最理想的状态是：你能够量体裁衣，制订适合自己处境和需求的计划。让我们开始吧！

目 录

| 第一章 |
保持生命力的能力

在美国社会文化中，我们习惯把医院、诊所、医生、护士这个整体称为"医疗保健体系"（health care system）。也许你会认为，某些因素如医生、药物治疗方式，最终会影响你的身体健康，但事实并非如此。总体而言，这种体系其实是"疾病诊疗体系"（disease care system），而非医疗保健体系。在你身患疾病而急需治疗时，疾病治疗尤为重要。但是，与改善健康相关的专业医疗服务少之又少。想要提高健康水平，要靠自身的努力。

近期，疾病控制与预防中心（Centers for Disease Control and Prevention，CDC）的报告表明，我们的寿命在不断延长，这主要归功于尖端生物医学的不断发展，而不是我们的自我选择。该中心下属的国家健康数据中心发布的报告显示，美国总体人均预期寿命已达 77.9 岁，创历史新高；男性的人均预期寿命为 75.3 岁，而女性的寿命比男性长，为 80.4 岁。

2012 年，《柳叶刀》（The Lancet）杂志发布了一份全面的报告，该报告表明，随着现代医学和公共卫生的不断进步，全球大多数地区人们的预期寿命在不断增加。然而，不幸的是，在众多发达国家及发展中国家，年轻人患慢性病的风险也在不断增加。人们由于疾病的长期累积最终罹患慢性病，这种情况在美国尤为突出。

这份报告中的一篇文章提出了一种名为"健康预期寿命"（healthy life expectancy）的衡量标准。2010 年，美国男性的健康预期寿命为 65.0 岁（大约比实际预期寿命少 11 岁），女性为 67.4 岁（大约比实际预期寿命少 13 岁）。这些数据最令人苦恼之处在于实际预期寿命与健康预期寿命之间的差值，在这个差值里，人们饱受慢性病和身体残疾的折磨，因此这一衡量标准值得怀疑。

《柳叶刀》杂志美国 CDC 的权威数据显示：在美国，肥胖和慢性病的患病率居高不下（全球患病率也在不断上升）。这些数字计算起来并不复杂，但如果预期寿命和慢性病患病率相继增加，那么就意味着我们的寿命越来越长，但是身体却越来越虚弱。在美国，每年有超过 75% 的医疗支出（总计数万亿美元）用于治疗慢性病，其实不必如此。只有我们自己才能从源头让我们自己真正健康。我们每个人都拥有改变自己一生健康状况的潜能。但是，我们需要掌握正确的技巧来发挥这种潜能。

然而许多人一直纠缠于这一问题：先天因素（基因）与后天因素（环境）究竟哪个对群体及个体的健康影响更大？随着基因组时代的到来，过去 10 年间这一问题重新得到重视。由于基因组之谜被解开，我们似乎很快可以运用基因工程来修复疾病根源，但却一直未能实现。在这个过程中却出现了一种有趣的现象：研究越来越多地揭示了环境，特别是生活习惯对形成慢性病及致命疾病风险的影响，甚至是对基因自带疾病的影响。换句话说，我们一直沿着错误的道路行走，问着错误的问题。实际上，即使没有新的科学突破或获诺贝尔奖的研究来发现造成主要疾病的基因因素，我们也已经拥有这种能力，无论是个人还是社会，现在是恢复我们这种能力的时候了。

毕竟，全国流行的肥胖症正给我们自己和我们至爱之人带来严重的健康危机，也造成了医疗费用的飞涨和国家生产力的下降（包括缺勤率高、工作效率低、职位无法晋升）。同时，近期研究表明，美国在肥胖问题上的医疗支出几乎是此前预计的 2 倍，大约 17% 的医疗费用于治疗与肥胖相关的疾病。但是超重不是唯一的问题，通常与之相伴而来的还有慢性病，如一些危及生命的疾病（如心脏病和糖尿病），或者是对生命有危害的疾病（如关节炎和慢性胃灼热）。据美国 CDC 报道，目前美国大约有 35% 的成年人体重指数（BMI）达到或超过 $30kg/m^2$（成年人 BMI $\geqslant 30kg/m^2$ 即为肥胖）。一份最新的报道表明，到 2030 年，美国患有肥胖症的成年人比例将攀升至 42%，这将使美国在未来 20 年额外花费 5494 亿美元用于支付与肥胖相关的疾病的医疗费用。这一费用不仅超过美国年度军费预算，也超过美国国立卫生研究院（the National Institutes of Health）15 年的研究经费总和。换句话说，我们挥霍着超过世界顶尖生物医学研究实验室 15 年研究经费总和的费用，却仅仅用于预防肥胖。

美国 CDC 预计，按照当前的趋势继续发展，到 2050 年，美国 1/3 的成年人患有糖尿病。与此同时，该中心近期的研究显示，5～15 岁患缺血性卒中（因大脑供血减少而导致的最常见疾病，俗称脑梗死）的人群的住院率正在逐渐上升，这很大程度上是儿童肥胖症的流行，以及与肥胖症相伴而来的高血压引起的。人们没有预料到，卒中和缺血性心脏病（ischemic heart disease）会出现在低龄群体中，但是这些疾病的发病率不断提高，不得不令人提高警惕。此外，一项最新的研究表明，成年人出现心脏病的前兆［包括动脉粥样硬化（atherosclerosis）、高血压（hypertension）、糖尿病、胆固醇异常（cholesterol abnormalities）及代谢综合征（metabolic syndrome）］实际上始于童年时期，儿童肥胖症是罪魁祸首。

不幸的是，数十年间，儿童肥胖症患病率正以惊人的速度增长，尽管近期数据表明，肥胖增长率停滞，但是肥胖症的发病人群不断趋向低龄化，而且日益严重。美国官方表示，美国大约有 17% 的儿童被认为患有肥胖症（根据他们的年龄和性别来测算，其 BMI 超标 95% 及以上），另外有 10%～15% 的儿童超重（根据他们的年龄和性别测算，其 BMI 超标 85% 及以上）。在一些少数群体中，儿童肥胖症患病率上升至 50%。尽管这些数据令人担忧，但也没能反映出儿童肥胖症的真实患病率，因为儿童肥胖和超重的定义过于狭隘，不甚全面，因此在一定程度上减少了肥胖症和超重儿童的数量。看看我们周围，就可以发现超重儿童的实际比例要比上述数据高很多。

20 多年前，2 型糖尿病通常指的是"成年人糖尿病"。而在过去的 20 年里，2 型糖尿病开始见于 6 岁左右低龄儿童，其主要原因是生活方式的改变。除了内在的健康风险（包括心脏病、眼盲症、截肢及肾病的风险不断加大），患有 2 型糖尿病的儿童更容易患心脏病和其他慢性病。由于患 2 型糖尿病的儿童比患这种病的成年人遭受折磨的时间更长，因此这些孩子遭受糖尿病并发症折磨的时间也会更久。正如最近美国儿科学会（American Academy of Pediatrics，AAP）所说，可能会出现这样的一代儿童：他们的预期寿命注定要比他们父母短，这一现实的确发人深省。

上述情形很明显是危险的，而且无处不在，它正在敲你家的门，正悄悄靠近你和你的子女。这就是应该立即采取行动的原因。过去 20 年来，对现有研究的每一次分析都再次证实了这一发现：双手、双脚和餐叉主宰着人们的健康命运，这是无可争辩的。然而，这些研究也表明，近年来死于吸烟的人数正在减少，坚持吸烟的人数不再增长，美国大约只有 20%的人仍继续吸烟。然而，因不良饮食和放弃锻炼而导致死亡的人数正在上升，有时上升趋势更加明显。

我们有两种选择：要么防止这些预期发生，要么束手就擒，这再简单不过了。对于那些身患疾病的人来说，还有一种选择，那就是通过培养健康的生活习惯来治愈疾病或控制好病情，这些习惯将改善长期的健康状况。但是只有在你知道如何处理时，知识才会释放力量。而现在，机会来了，如果你不知道自己有多大力量或者如何运用这种力量，本书将会改变这一切！多年来，这已经在我众多病人身上得到了验证。

数年前，一位名叫道格的男青年来找我，让我给他做检查，他想知道自己是否会患上心脏病，如果会，他该如何应对。他的想法很常见，也很强烈，这源于他内心的恐惧。他父亲 50 岁了，患有心脏病，但幸运的是，不会致命。因此，27 岁的道格首次开始认真考虑自己的健康问题。他认为我有能力帮他避免重蹈其父的覆辙，但是他错了。因为这种预防心脏病的能力在他自己身上，而不在我手里。

在询问了道格的生活方式之后，我了解到他和他的父亲都不吸烟。他父亲在患心脏病之前，总是久坐不动，饮食习惯不好，而且超重。道格也是如此，在饮食方面，他们都倾向于快餐和加工食品，忽视天然绿色食品。

这位年轻人害怕死神的降临，于是来找我，想让我帮他解决这一切。他认为我会检查他的血压、胆固醇，并且可能会给他做心电图和压力测试。我问他如果血压升高，他认为我应该如何处理？是否需要我立刻为他开药？他对我说，如果没必要，就不开药，他不想吃药。

因此，我们开始讨论其他的治疗方案。他知道通过锻炼、减肥及低钠饮食能够有效控制血压。他也明白多吃燕麦、蔬菜、水果和鱼有利于控制胆固醇水平；而油炸食品只会让胆固醇水平升高；同时，锻炼和减肥也有益于降低胆固醇。

我给他做了一些检查，结果表明，他的血压正常但相对偏高，血脂也正常，如果不是血压有点高，结果就非常理想了。道格意识到，他父亲在 27 岁时，身体状况可能跟他差不多，但是随着年龄的不断增长，身体健康风险也开始增加。他也意识到，培养这些生活习惯会改善他的血压状况，胆固醇水平也会控制在正常范围。

令我十分不解的是：道格还在等什么？他知道许多生活习惯能够发挥和药物一样的功效，但为什么不马上付诸行动呢？也许他需要我向他证实他应该做的一切都是正确的。也许他需要人帮他搞清楚该怎么做。也许他需要我给他动力。在某种程度上，我认为他来找我是因为他受到当前主流理念影响，正如我们的高科技、包治一切的药物或者医疗程序向我们宣传的文化观念一样：对健康的掌控主要靠医生和医疗保健体系。其实，改写宿命的能力在他们身上，不在我手里。

我很高兴地告诉大家，经过一系列治疗后，道格有所启发，并开始付诸实践。我上次见到他时，他变得清瘦强健，而且越发健康，也不再对未来忧心忡忡。这一切都是因为他已经把自身健康牢牢掌控到自己的手里。

一个非常重要但容易被忽视的医疗真相

许多年来，关于先天与后天这个话题的辩论我们总想知道：是我们拥有的先天更重要，还是我们运用先天条件的方式更重要。令人震惊的真相就是：你要开始改变观念了！生活方式所带来的力量能够彻底改写命运。健康的饮食和良好的锻炼习惯能够降低患慢性病的风险，有时这种生活习惯也能治愈疾病或者防止疾病复发。

1993 年，迈克尔·麦金尼斯博士和威廉·佛吉博士在著名的《美国医学会杂志》上发表了一篇名为"美国人的真实死因"的论文。在论文中，两位博士明确披露了一个现象，那就是身为职业医学人员的我们，都忽视了一个问题：那些一直被列为主要致死原因的疾病，像心脏病、癌症、卒中、肺病和糖尿病都不是真正的致死原因。这些疾病只是人们不良生活方式造成的结果或产生的影响。在一个人因心脏病去世时，把其致死原因认定为死于心血管系统（cardiovascular system）疾病是极其不理智的，不是吗？我们真正想知道的是什么引发了心血管疾病。

问题的答案触手可及，但总得有人去寻找它，麦金尼斯博士和佛吉博士就是这类人。他们发现，早逝和慢性病几乎完全归结于吸烟、饮食结构、锻炼水平、饮酒量、接触细菌、使用武器、性行为、车祸及使用违禁药品。在这些因素中，吸烟、饮食结构和锻炼水平是主要因素。1990 年近 80 万早逝人群中有大约 80% 的人是因为这 3 种因素死亡的。10 年后（2000 年）美国 CDC 的科学家们重新评估了这一情况，他们发现几乎没有任何变化。这10 年中，双手、双脚和餐叉使用不当仍然是造成健康状况不佳的主要原因。

最近，该中心的研究人员对美国 8375 名成年人做了跟踪调查，以研究健康饮食、足够的锻炼及不吸烟这 3 种健康生活习惯与早逝风险之间的联系。经过 5 年多的时间，积极锻炼的成年人死亡风险下降了 51%，选择健康饮食的成年人死亡风险下降了 23%，不吸烟的成年人死亡风险下降了56%。而同时保持这 3 种习惯的成年人，因疾病早逝的风险下降了 82%。与此同时，2010 年 4 月，一群来自挪威和英国的研究人员通过对英国 5000多名成年人进行研究调查也得出了相同结论，并刊登在《内科学文献》上。

事实上，我们一直都在针对日常饮食及饮食方法进行生死抉择。这些抉择确实一直对 DNA 产生着作用。2008 年，我的朋友迪安·欧尼斯博士和他位于旧金山加利福尼亚大学的同事们一起进行了一项具有启发性的实验，这个实验名叫"营养与生活方式干预下的基因表达调控"（GEMINAL）。该实验对 30 名早期前列腺癌的男性病人在不进行手术、放射治疗或化疗情况下的病程进行仔细观察。在这里讲一点儿背景知识：有一些前列腺癌细胞一旦扩散至全身，这种疾病就是毁灭性的，通常也是致命性的。但是有一些前列腺癌细胞是非入侵性的，且扩散缓慢；从本质上来说，这些癌细胞无症状表现。在美国，80 岁以后去世的男性 80% 以上都患有前列腺癌（prostate cancer），但是他们并非因其而去世。

GEMINAL 实验利用这种进程缓慢的前列腺癌来评估在不借助药物或手术治疗的情况下，利用生活方式进行干预所产生的效果。这些生活方式的变化包括选择低脂肪植物性的膳食，运用压力管理方法，进行适度锻炼及参加心理支持小组。这一研究持续了 3 个月，记录了许多衡量总体健康水平的指标，如体重、血压、胆固醇水平。正如学者预测的那样，这些指标都得到了显著改善。前列腺特异性抗原（PSA）水平及前列腺癌肿瘤检测指标都得到改善，但是改善结果微乎其微。

GEMINAL 实验的开创性在于超越了常规检测手段来检测健康指标。通过运用先进的实验室技术，调查人员检测了干预手段对基因水平的影响，并得出惊人的发现。通过检测干预阶段前后 3 个月的前列腺活体切片样本，他们从中发现基因活动的显著变化。在产生的 RNA（核糖核酸是一种核酸，是将 DNA 的遗传信息进行转录的主要载体）中，约 50 个与癌症抑制相关的基因变得更加活跃；而将近 500 个与癌症发生相关的基因活性下降。观察到基因活动的变化模式与癌症发生及发展的低风险具有一致且明确的关系。换句话说，饮食和生活方式对 DNA 产生了巨大的影响。

由于 GEMINAL 实验显示了癌症患者体内的基因变化，而这一基因变化有望延缓或阻止癌症进一步恶化，因此 GEMINAL 实验研究表明，健康的生活方式确实有扭转癌症困局的能力。如果能通过改变基因行为从根本上阻止癌症恶化，使其不再发展、扩散或对身体造成明显伤害，这确实相当于一种治病方法。当然，我们需要更长时间的研究来证明其可行性，但这一研究也正说明了这一点。

虽然 GEMINAL 实验十分独特，但是它正在被普及。其他研究人员也已经得出了相似的结果，表明生活方式可以改变基因表达。这类研究发展迅速，给一系列疾病，如乳腺癌（breast cancer）、结肠癌及其他癌症、心脏病、卒中、糖尿病等的治疗带来潜在益处。我们早就知道，如果超重，减肥会有助于身体健康；再假如不仅超重，还发生胰岛素抗药性，那么减肥不仅能够改善身体对胰岛素的敏感性，而且能降低患糖尿病的风险。事实上，糖尿病预防计划是一项多中心临床研究项目，旨在调查生活方式或口服二甲双胍（metformin）等抗糖尿病药物能否防止高风险人群患 2 型糖尿病。GEMINAL 实验发现，选择均衡合理的膳食，进行适度锻炼，会减少平均 7% 的体重，这又相应地将患糖尿病的风险整整降低了 58%。与之相比，那些仅依靠药物的人群患病风险只降低了 31%。没错，适度调整生活方式及适度减肥能防止近 2/3 的高风险人群患糖尿病，这一结果是仅靠药物治疗结果的 2 倍左右。

说实话，GEMINAL 实验虽然结果惊人，但是最新的基因研究仍领先于它。近年来，一项名为"肥胖症与胰岛素抗药性的基因表达"（ENOBIN）的研究显示，长期坚持减肥能够改变参与细胞死亡过程的基因的活性。下调这种基因的活性，本质上相当于直接对你的基因用上了预防疾病和抗衰老作用的药物，这就好像你从内到外穿上了盔甲。

事实上，如果你改变了生活习惯，尤其是饮食和健身习惯，即使你已经诊断出患有疾病，那也能改变你身体的基因表达，或是降低疾病复发的风险。然而我没有在实践中检测基因表达，也没有人在临床活动中做过此类检测。我看到许多病人在得到了一个可怕的诊断之后，通过健康的生活方式极大地改善了身体状况，从而重拾健康。这使我想起了我之前的一位病人，戴尔。他在50多岁时工作过度，睡眠极度缺乏，没有正确处理压力，也很少锻炼，更严重的是，他还倾向于非健康膳食（如油炸食品摄入过多，而蔬菜、全谷类食物及水果摄入过少）。心脏病发作后，他被立即送往急诊室，然后又转往重症监护病房，需要进行心脏导管插入术（cardiac catheterization）来疏通动脉。心脏科医生给他开了许多药，并对他的病情进行密切跟踪。此后戴尔决定要培养一种健康的生活习惯。

之后再见到戴尔的时候，他将近60岁了。他改变了原来的饮食习惯，而且更加积极地锻炼。我们上一次进行常规护理时，他73岁了，看起来好像美国的健身教父杰克·拉兰内，健康强壮而且身体轮廓分明，精力充沛。他的血压和胆固醇水平非常正常，压力测试结果也非常令人满意，他简直就是健康的代名词。他吃的唯一一种药物就是具有镇痛作用的阿司匹林。

我曾见过许多被诊断患有糖尿病或癌症的病人，他们改变了生活习惯，最终像戴尔一样重拾健康，这种模式也得到了科研调查人员的支持。在最近的一篇关于癌症幸存者中锻炼与疾病治疗结果关联性的医学文献综述中，美国肯塔基州路易斯维尔市贝拉明大学的研究人员发现，定期锻炼与降低乳腺癌复发风险存在一定联系。除此之外，英国国家癌症幸存者倡议协会的研究人员研究发现，选择低脂肪、富含纤维的膳食会降低乳腺癌、结直肠癌及前列腺癌复发的风险。这一证据更加有力地证明了积极锻炼与疾病治疗之间的联系，同时也表明，癌症幸存者越积极锻炼，癌症复发的风险就越小。

将手指用到更合适的方面

说到吸烟，如果你现在戒烟，那么你还有机会弥补以前吸烟对身体造成的伤害。尽管近期吸烟不再盛行，但是美国仍有 20%的成年人在吸烟。除此之外，你应该知道：据美国癌症协会报道，吸烟会损害人体的每一个器官，每年因吸烟患癌死亡的人数至少占癌症死亡总人数的 30%。吸烟也增加了人们患心脏病、卒中、动脉瘤（aneurysms）、骨质疏松症（osteoporosis）、黄斑变性（macular degeneration，一种致盲的眼部疾病）及其他慢性病的风险。因此，如果此时你还在吸烟，为了健康，请马上戒烟。说实话，这一点没有商量的余地。

幸运的是，有一系列援助措施能够帮你更加轻松地改掉这个坏习惯。这些措施包括群体支援项目、尼古丁替代疗法（用尼古丁口香糖、尼古丁透皮贴剂、尼古丁鼻雾剂、尼古丁吸入剂及尼古丁舌下含片作为替代品）、药物疗法（如抗抑郁药）、催眠疗法和针灸疗法。

最好咨询医生，让医生告诉你适合你的疗法，然后看着日历，制订详细的戒烟计划。

你越早戒烟，对身体健康越好，而且无论何时戒烟都不晚。在坚持努力戒烟之前，你可能会尝试好几次。最近，加拿大多伦多全球健康研究中心的研究人员对年龄为25～79岁的113 752名女性及88 496名男性进行研究，发现吸烟人群的死亡风险比不吸烟人群高 3 倍，而且吸烟者的预期寿命要比不吸烟者少10年。真正令人震惊的是：研究发现，戒烟对恢复预期寿命的影响超乎想象。年龄为25～34岁的戒烟者完全重新获得了他们一旦继续吸烟可能失去的 10 年预期寿命；年龄为35～44岁的戒烟者重获了可能失去的 10 年预期寿命中的 9 年，而那些年龄为45～54岁的戒烟者重获了可能失去的 10 年预期寿命中的 6 年。由此可见，不论处于哪一年龄段，戒烟都能帮你延长寿命。

利用表观遗传学的力量

我们每个人生来就带着特定的基因，这是无法更改的事实。但是现代人对遗传学和基因组学的理解已经发展到强调"表观遗传学"作用的阶段，即基因环境对基因的影响方式。其实非常简单，这个基因环境取决于你自己！正如我们所见，生活方式（饮食习惯、锻炼习惯、睡眠习惯、压力管理和其他习惯）会改变基因环境，而基因环境的改变也会让基因活动发生变化。特定的基因会使你更易于感染炎症（炎症损伤全身的身体组织），或易于衰老（细胞和器官功能逐渐退化），易于恶化（损伤并且撕裂动脉黏膜，或者损伤软骨或关节部位），抑或是易于氧化（人体"生锈"的过程，产生的铁锈在医学上称为自由基）。反过来讲，这些基因表达也受到人体内环境的影响。某些基因促使人体生成或多或少的胰岛素（insulin）、胆固醇（cholesterol）或白细胞（white blood cells），它们同样也受到生活方式的影响。

如果你养成健康的生活习惯，那么就能让自身与生俱来的 DNA 重生，也可以说使它朝着更加健康的方向发展。你可以通过健康的习惯来使你的 DNA 重新组合，使其对你有利，而这些习惯足以使患病风险降低 80%。这种结果是借助药物、营养片剂或医疗干预措施都无法实现或接近的。

短期内，选择更加健康合理的膳食及活动双脚使身体处于运动状态（并且保持这种状态）会让你获益更多，包括心情变好、头脑清晰、睡眠改善、精力充沛、苦痛和压力减少，幸福感全面提升。在近期的一份来自新西兰奥克兰大学的医学文献综述中，研究人员发现，轻度到中度的锻炼会降低戒烟者的吸烟欲望和戒烟症状。你怎么能拒绝这些益处呢？

即使你已身患慢性病，只要好好照顾自己，那么病情必将逐渐好转。这对于患有癌症、高血压及糖尿病的人群也同样有效。对一些人来说，就算充分运动自己的双脚，掌控好食物，也不足以预防高血压和胆固醇水平异常，他们也需通过药物治疗这一疾病，但健康的生活方式会让药物发挥更大的疗效。

现在，你需要考虑的一个最为重要的问题就是：你能多大程度地运用生活习惯来掌控未来健康？如果你和众多人一样，那么得到的答案就是：程度很低，甚至会是毫无可能。但这并非是你的过错。这确实是我们的文化与社会准则造成的。但对于你和你家人来说，也不必一直保持原有的方式。现在是时候去建立一种新常态，并用你的意志力开启新常态之旅。你需要时刻注意！如果你不关心孩子的身体健康、幸福生活和美好未来，或是并不在意严重慢性病的患病率能够降低 80%，那么你就合上这本书吧。

然而，仅在意是远远不够的。人们总是谈论意志力，但是对技能的讨论却远远不够。如果你想要驾驶一架波音 747 飞机，没有专业的驾驶技术，最好不要去尝试。如果你想要站在珠穆朗玛峰峰顶俯瞰世界，没有熟练掌握登山技能，就不要登山。身体达到健康水平并非十分困难，但是这也需要掌握技能，下一章将会对其展开详细阐述。

　　减肥、改善生活方式及拥有健康体魄的真谛不是指某种获得专利并且进行出售的产品中的单个成分，这是重点。健康膳食中的有效成分并不是维生素 E 或者白藜芦醇（resveratrol），而是真正健康的食品。提高健康水平最有效的锻炼手段不是花哨而不切实际的小玩意儿，而是定期进行锻炼。你可以利用这一最为重要的手段来预防疾病，拥抱健康。积累这些手段、掌握技能，并对其加以巧妙运用，你会变得更加健康长寿，更加精力充沛、活力四射，这就是现实世界的启示。

第二章

有志者，方能一技于身

　　往届的美国总统候选人麦克·赫卡比是我的朋友，尽管我们在政治和政策观点上存在较大分歧，但是我们都互相尊重，并且我们都认为社会中这种和而不同的现象多多益善。在麦克担任阿肯色州州长和美国全国州长协会主席时，我与他有过碰面。那时，他已经开始着手解决小儿单纯性肥胖症问题，而我有幸成为受邀人员来帮助他推进这项工作。这也给了我一个额外的好处，那就是能够跟他建立私交。一日，当我们慢跑着穿过小石城（阿肯色州首府）的中心，而后经过克林顿总统图书馆时，可能是因为跟管理这些地方的州长一起在街上慢跑，老实说，彼时彼刻我拥有一种前所未有的安全感。当我们正在穿过繁忙的交叉路口时，他讲道，"嗯，请记住，这些人中有一半左右把票投给了另一个人！"

　　那时，麦克的体重刚刚减了大约 45kg。这一喜人的成绩让他能够摆脱肥胖症的危机，并且多次参加马拉松比赛，这一点在他那本鼓舞人心的书——《别再用刀叉自掘坟墓》（*Quit Digging Your Grave with a Knife and Fork*）中有所记录。麦克将其成功归功于个人对自身体重问题的责任感，而且毫无疑问，他确实是这样做的，这一点应该得到足够的肯定。但是，正如我在一些讨论中指出的那样，他拥有的资源要比普通人多，其中包括一名私人厨师和一名工作人员。身为州长，他只需要一通电话，本州的医疗保健专家（就算不是全美国的知名专家）就会立即赶到，为其提供医疗服务。事实上，在众多专家中，麦克乐于接受乔·汤普森博士的专业指导，汤普森博士是阿肯色州治疗肥胖症方面的专家，同时也曾是该州的卫生局局长。

　　我曾和这位州长说过，每个人拥有掌控体重和维系健康的机遇不同。只要有机会，我也会这么跟其他人说。例如，将州长所处的环境与一位每日工作 14 小时且无法照料孩子的单亲母亲的境遇相比，单亲母亲也许更需要减肥，然后更加积极地降低可能患上疾病的风险。但是由于长时间的工作，单亲母亲白天无法进行户外锻炼，下班后还要急切地赶回家陪孩子。的确，我们可以告诉她，她需要自力更生，但是痛苦的现实是：她没有合适的条件和环境，而且她也负担不起。

在我们的文化中，我们常说"有志者，事竟成"。这则名言有一定的道理，但事实上，如果你没有足够的准备和机会去努力的话，你是不可能实现你所设定的每一个目标的。事实上，有志者，就真的只是有志者。这只是重要的第一步，但这还远远不够。你还需要找到一条路，并且沿着这条路一直走下去。

在本书的第三章，你将学到如何去培养一种必需的技能，从而帮助自己战胜现代社会所面临的来自生活方式的众多挑战。当然，如果通往健康之路不再崎岖不平、颠簸不堪，将会十分美好，如果这条道路上的阻力或障碍逐渐减少，那么旅途的重担将不会完全压在你的肩上。但是我们不能仅仅站在原地等待世界的改变，我们不能每日拿自己的健康来冒险。我们需要改变自身的行为，以应对我们现在所处的世界。

接下来，我们要做的就是处理好自身意志力的问题，这一内心的力量能够让你控制好并且执行好自己的决定、希冀和计划。意志力也包含着你自身的一种能力：你能够把对目标的期望转化为前进的动力，从而开始改变并且朝着目标努力前行。你要感谢大脑前额皮质所发挥的作用：一旦归入控制物理运动层面，大脑前额皮质就开始逐渐占据大脑更大的部分。现在，它也控制着你的注意力、思想和情感，这会让你更好地控制自身行为活动。大脑内要是没有前额皮质，我们就无法进行自我控制。然而，2012年美国心理协会的一份调查报告仍表明，尽管人类经过高度进化，但是仍然无法实现许多既定目标，如减肥、省钱、积极锻炼或者改变其他生活方式，其主要原因是他们自身缺乏意志力。

《蜘蛛侠》系列漫画和电影让我们明白了"能力越大，责任越重"这个道理。蜘蛛侠彼得·帕克的叔叔本给了他这个明智的忠告，这是一大箴言，也是我们在健康领域或者其他生活领域应该谨记的箴言。这则箴言的一个推论就是：你在承担责任之前必须有这种能力。否则，也许你有这种意志力，但会缺乏方法。这是导致极度沮丧和失败的常见模式。

压力系统模型

我在耶鲁大学格里芬预防研究中心的实验室里进行行为变化的基础研究将近 20 年。许多年前，我和同事们创立了一个行为变化理论，名为"压力系统模型"，在后续的研究中，基于此理论，我们发表了一些研究成果。当然"压力系统"这一术语源于气象学领域，它是用来告知人们未来天气的预测情况。我们的行为就像风一样，从高气压吹向低气压，其中涉及动力和阻力两大压力系统。

一方面，如果你改变行为的动力十足，且没有阻力（换句话说，就是很容易做到），那么你就会很容易实现自己的目标。另一方面，如果自身缺乏动力或者动力不足，你就难以实现自身目标。在这种情况下，阻力大小都不重要，因为你没有改变行为的动力，就不会尽力去尝试改变。如果你本身对锻炼身体不感兴趣，即使你有大把空闲时间，可以全职照看孩子，家人和朋友也都很支持你锻炼身体，甚至你有自己的家庭健身房，那也毫无用处，你还是不会坚持锻炼身体。

目前许多人的情况正好是处于上述两种情形之间。你也许想要实现目标，不论是减肥，变得越来越健康，越来越充满活力，越发长寿，还是减轻因自身患有糖尿病、高血压或其他疾病对身体造成的伤害，但是实现目标还是太难了。如果自身的动力很足（或者极度高涨），但是面临的阻力很大，你也不会改变自身的行为，不是因为你自身缺乏毅力，而是因为你缺乏实现目标的方法。压力系统模型旨在帮助你判断通向健康之路的拦路虎究竟是什么：是缺乏动力，是面临一系列困境，还是两者皆有。无须耗费精力去修补那些完好无损的事物，真正需要集中精力且全力以赴去做的是修复那些破损的东西，只有这样，你才能提高实现自身目标的可能性。这一模型的价值在于其简单明了：你只需考虑想要改变自身习惯的原因，以及阻碍自我改变的障碍。通过对你是否需要提高自身积极性、克服阻力或者两者兼有进行评估后，你才能确定哪种策略能够最大限度地配合自身努力，改善你运用双手、双脚和餐叉的方式。

现在让我们重新回到麦克·赫卡比的例子上来。在其 2008 年参加总统竞选期间，我发现他的身材反弹幅度很大，体重也增长了不少。我非常怀疑他控制自身体重和改善自身身体健康的意志力已然消失。那些起初帮助他实现减肥和健康目标的所有资源的确消失不见了。换句话说，由于他面临着更多阻力，通向目标的"道路"变得更加崎岖。因此在不同的情况下曾经坚强的意志力就会变得薄弱。

对每个人而言，人生就是如此。简单来说，你需要具有足够的意志力来克服横亘在你所追寻的结果或目标路上的障碍。多大的意志力才称得上充足？这取决于障碍物的性质和数量。如果存在许多障碍或者这些障碍难以克服，你也需要充满热情地对待自己的任务，以至于没有任何事情能阻碍你到达目的地，或者找到克服或避开障碍的方法。我们中多数人选择了后者，也就是避开障碍。

要想做到这一点，你需要技能、策略、资源和手段，这些能够帮你克服面临的障碍。碰巧，如果有足够的技能就会减少实现目标所需毅力的程度。这两者相辅相成，如果两者缺少一个就无法发挥作用，这两者结合才会为达到目标而打出一套强有力的组合拳。

举一个恰当的例子：在一项旨在通过改变生活方式来预防 2 型糖尿病的研究中，英国阿斯顿大学的研究人员检测了动机干预（一种能够完成任务的信念，旨在提高自信心）及意志力干预（重点在于行动计划和应对策略），或者两者结合所产生的效果。虽然动机干预的确增强了参与者的积极性，但积极性和意志力的双重干预才能帮助这些参与者极大地减少脂肪摄入量，同时增加他们的锻炼频率，以及蔬菜、水果的摄入量。英国考文垂大学的研究人员也做了一个类似的研究，通过这一研究他们对采用动机干预、意志力干预或者两者相结合的方式是否能在帮助人们开始并且坚持步行项目上发挥更加有效的作用进行了检测。结果证明，两者相结合的方式又一次取得了胜利。除了令这群参与者的步行习惯得到大幅改善，它也极大增强了参与者的自信心，这可能会帮助他们保持锻炼取得的成果，维持自身健康。

最能证明意志力强弱的就是历史悠久的新年许愿这一传统。新年许愿这一传统在人类历史中未曾间断，就此而言，这是希望战胜了经验。从某个层面上来说，我更喜欢说这说明我们有集体乐观主义精神！制订新年愿望的习俗由来已久。据历史学家考证表明，古巴比伦人早在几千年前就已经开始许愿，而且经常许的新年愿望是希望别人归还从他们家借走的农具。

由于两面神雅努斯象征着过去和未来，于是古罗马人以雅努斯的名字来命名一月。他们经常反思自己过去的行为，并且许愿希望在新的一年能改善自己的行为。

古巴比伦人和古罗马人在实现自我愿望方面有所建树，而身处现代的我们却通常很难坚持下去。众多研究表明，人们的愿望主要集中于健康饮食、减肥、积极锻炼和戒烟，但新年愿望能够坚持 2 个月的人不到 50%，而且多项研究表明，能够坚持 2 年或者更长时间的人不超过 20%。事实上，对这一数字，我感到惊讶。这表明意志力的确十分强大。至少，它让许多人承诺每年去尝试他们认为重要的事情，尽管这件事困难重重。

让我们面对现实吧：饮食营养健康和积极锻炼需要实实在在的努力。当周围环境无法支持健康饮食和减肥这些行为时，为做到这些，个人就会面临巨大的挑战。纵观人类历史的大多数时期，卡路里极为稀缺而且很难得到，而身体活动却不可避免。但是我们创造了一个现代世界，在这个世界里，我们很容易久坐不动，也很容易消耗过多的卡路里。

像其他生物一样，人类与生俱来就具有抵御某些环境危害和饥饿的能力。我们对于高强度体力劳动的忍耐力也很强。换句话来说，我们生来就能很好地适应那些热量摄入量少、活动量大的环境。但却没法让我们免受热量摄入过多及久坐沙发带来的影响，因为这不是由我们的基因决定的。摄入热量过多，锻炼过少这一现象不仅可能而且容易发生，这就是我们陷入肥胖症和并发慢性病处境的原因。

期望意志力来解决这一切简直是强人所难，这也是技能如此重要的原因，也是本书着力强调这一能力的原因。但是首要的技能就是要有意志力，你要用一种真正积极的方式思考问题。意愿即为欲望。意志力就是利用这种欲望来发起行动。换言之，意志力就是利用欲望作为力量来改变行为的。因此，要真正从愿望获得力量并不仅仅是简单的有意愿就能成功的。在心理学家罗伊·鲍迈斯特和约翰·蒂尔尼合著的《意志力》（*Willpower*）一书中，他们指出，每个人都只有一口装满意志力并能从中提取的井，它并不是多口井，如一口井单独针对你的饮食习惯、一口井用于锻炼、一口井用于工作、一口井针对个人的人际关系，而且在你使用这口井的同时，它也在逐渐枯竭。正如鲍迈斯特强调的那样，"意志力就像肌肉一样，过度使用就会出现疲劳"，但是它"在经过长时间的锻炼后也能得到加强"。

的确，人脑具有很强的可塑性，而且在经过训练后，它能够在处理填字游戏、弹钢琴、学习新的电脑程序，甚至是锻炼自控能力方面表现更佳。要想改变生活方式，我们首先要做的就是训练自身的意志力，更加有意识地作出决策；与此同时，也要不断培养自身技能以便更好地加以利用。其关键在于创造一种新的模式：发现你自身的习惯，然后有意识地作出更加合理的决定。

变化的体系结构

在任何一种特定的环境下，我们自身的行为方式就是我们所做的一种选择。不论是有意还是无意，我们习惯于在作出选择前权衡利弊得失，然后选择一种特定的行为模式，不论它是否与我们的饮食习惯、饮酒习惯、睡眠习惯、锻炼习惯或压力管理习惯有关。要想把现有的行为模式转变为一种新模式，至少需要我们部分地舍弃自己最初选择的模式。任何一次改变都需要舍弃人们所熟悉的事物，而与陌生的事物相比，人们更加倾向于熟悉的事物，因此作出改变十分困难。维持现状的确更加容易，但是请不要忘了，陌生的事物最终也会变成熟悉的事物。

在开始一趟新的旅程时，人们都会遇到阻力，就好像开始移动重物时要比保持其运动状态更难，进行改变也是如此，开始改变时要更为艰难。由于你之前选择的饮食结构和活动方式反映了你想要的生活方式，因此你首先要考虑的事情就是上述所说的问题。这并不意味着改变行为模式毫无可能，而是这种改变的确没有你所想的那样简单。它不仅需要充分的准备和自身的意志力，也需要给身体和大脑提供所需的物质（包括充足的睡眠、身心放松和必需营养素）来增强自身体力和意志力以便应对接下来的挑战。

通常，即使人们在每年的同一时间许下新年愿望，也没有理由认为所有人都同时准备改变自身行为。从行为矫正学（心理学术语，又称行为改变或行为治疗）的角度看，美国罗德岛大学的詹姆斯·O.普罗查斯卡博士及其同事提出的著名的"行为阶段转变"理论或行为转变理论模式很好地解释了下列不同行为：一说到改变行为，一些人正在准备，一些人已经准备就绪，还有一些人早已扬帆起航，但是也有一些人都没有开始行动。如果你正身处最后一个阵营，作出有利于改善身体健康、提高生活质量及延长寿命的预先准备行为对你就是一个挑战。它有助于你认清自己目前所处的阶段，如正在考虑是否作出改变，或者正在为改变进行准备，或者正走在改变的路上，或者努力维持你所作出的改变，或是努力矫正自身的行为。

众所周知，伟大的发明家托马斯·爱迪生曾经说过："天才是1%的灵感加上99%的汗水。"这句话同样适用于想要改变生活方式的人。行为矫正专家普遍认为饮食习惯尤其难以改变。虽然戒烟也很难，但就戒烟这一决定本身来看，十分简单，因为你可以选择戒烟或者继续吸烟。锻炼要比戒烟麻烦一点，但也相差无几。当然，关于是否需要饮食，我们不用选择。食物是生存的必需品，这一点不可否认；然而，它也面临着巨大的风险，因为在人们尝试改变自身行为以求改善自身健康，提升幸福水平时，他们通常忽视了通向其改变之路上的障碍。这个障碍就是：如果你很难协调好时间进行定期锻炼，那么它就会削弱你积极锻炼的动机。与此同时，快餐食品因方便且为人所熟知而不断充斥着你的生活，而你却不知道如何改变购买方式，也不知道如何制作健康膳食，这会削弱你改善饮食的欲望。这就是技能如此重要的原因。

多年以来，我记得接诊过的许多病人由于之前多次尝试受挫而未能改变自身行为，特别是与减肥有关的行为。许多人已经多次尝试想要摄入最有益健康的抗病食品，以保持活力、控制自身体重及改善健康，但是没能取得持久的成功。渐渐地，这些失败削弱了他们的自信心甚至希望。这就引出了一个问题：究竟是什么总是动摇一个人摄入最有益健康的抗病食品或是定期健身的决心？在很大程度上，那势不可挡的阻力就是我们生活中常见的"毒性"营养和久坐不动的环境。如果你已经尝试过多次来改变自己的饮食习惯或者锻炼习惯，却都无一成功，那么你也许会彻底放弃，并且会失去自信甚至是自尊。

这一过程令人十分沮丧，我认识多年的一位病人南希可以证明这一点。现在，她已经近70岁了。她聪明睿智，活泼有趣，不论作为妻子、母亲、姐姐（或妹妹）还是朋友，她都富有爱心。尽管形容南希的许多词语都是积极的，但她通常只用一个字来概括自己，那就是胖。然而在我们的共同努力之下，她成功地减掉了 13.6kg，而且这一减肥效果维持了多年。虽然南希目前对自身体重的不满程度低于从前，但我很遗憾地说，由于无法控制体重，数十年来她都深感自责，为此她的内心伤痕累累。

基于 20 年的临床实践经验，我认为羞愧、责备和自我谴责的分量比体重数字要重得多。我们首先应该放下这种心理负担，然后才能轻松减轻体重。我认为不应因体重问题责备他人，而应该为解决问题承担个人责任。换言之，人们应该承担解决问题的责任，而不是就问题本身横加指责。然而，为了担负起这一责任，人们需要拥有意志力和技能。如果缺少其中任何一个，都有可能导致失败，进而让我们重新开始自我谴责，并且陷入持久的恶性循环之中。多年来，南希缺乏恰当的技能，因此体重问题一直是其内心沮丧的根源。

如果你已经积极准备去改变自身习惯，那么仅仅因为目前还没有改变自身习惯就责备自己或者受到他人责备，就好像是在打击一个已经情绪低落的人。这会让你产生一种失败感，还会逐渐消磨你的积极性。如果你想要减肥，那么你首先应意识到减肥远不如放下过往减肥失败的心理包袱重要，这一点是很重要的。如果你对于改变往日的饮食习惯或者锻炼习惯已经束手无策，那么，你就有意识地去放下沮丧、自责或者羞愧带给你的过重的包袱。你没有失败，你只是没有掌握正确的技能而已。

换言之，你不能在没有掌握登山技能的前提下，由于没能登上珠穆朗玛峰峰顶而责备自己。因为在缺乏这些技能的情况下，你甚至都不应该尝试。在现代世界里，要想饮食健康和积极运动也需要技能。如果在你上一次尝试改变自身习惯时还没有掌握这些技能，那么你的确无法改变习惯。因此，请摆脱过去的经历，在这次尝试时掌握好所需技能来实现自身目标。只有这样，你才能让改变之风带着你朝着正确和更加健康的方向前进。

在压力模型的简易结构中，对于下面两个问题的答案将决定你是否需要集中精力提升积极性、克服障碍，或者两者兼有。

（1）你目前正在让你的双脚和餐叉得到最佳运用，从而达到改善健康、预防疾病的目的吗？

如果你的回答是"是"，那么祝贺你！请合上这本书，去读一些其他书籍。如果你的回答是"否"，请继续回答第二个问题。

（2）你现在准备好并且愿意让双脚和餐叉得到更佳运用吗？

如果你的回答是"是"，那么你肯定拥有所需的积极性，也是时候开始克服你前进道路上的障碍了。如果你的回答是"有点儿"或者是"也许"，首先，你可能需要提升自身的积极性，然后按照本书提示的步骤来克服障碍。如果你的回答是"否"，那么你还没有准备好迎接因为改变所要面临的挑战。在这种情况下，首先最好是花些时间运用后面的策略来克服内心的矛盾。

变下意识为有意识

事实上，人们在选择众多行为时都没有经过深思熟虑，通常都是潜意识下作出选择，就好像自动驾驶仪一样。这一点让人难以置信。例如，你认同了下列描述行为相应的优缺点：睡眠时间少（或者多）、工作勤奋（或者懒惰）、锻炼（或者久坐不动），或者选择不同的饮食方式。但是，事实上你已经通过比较不同选择的可用性和有效性，并下意识地判断出其优劣性。

例如，你可能知道每日 8 小时睡眠有益于身体健康。但是因为你想获得其他益处从而放弃充足的睡眠（或者是因为你患有失眠症），你的睡眠时间可能会低于 8 小时。也许每日 6 小时的睡眠时间能够让你在工作时更加富有成效（至少你个人是这么认为的），或者减少睡眠时间能够让你有更多的时间陪伴配偶和孩子，或者把家打理得井井有条。即使你会由于缩短睡眠时间而感到精疲力竭和暴躁易怒，你也不会认为这两者之间有何联系，或者是不想将这两者联系起来。我们人类总是极为擅长使我们的选择合理化。

由于这种无意识的分析，人们会选择不同的生活方式。你能积极戒烟（因为戒烟有益身体健康），与此同时你也会主动去继续吸烟（因为你吸烟上瘾或者吸烟能够让你得到放松）。你能够积极进行室外锻炼（因为锻炼会让你感到精力充沛），同时你也会主动坐在沙发上，手里拿着遥控器（因为你会感到舒服）。你一边积极改掉吃垃圾食品的习惯，一边仍然想要保持原来的饮食习惯，特别是在你承受压力之时。

与你自身改变行为动机相关的实测结果称为有效动机（EM），它是变化动机（MC）与保持现状动机（MM）之间的净差值，可以用方程式 EM=MC-MM 表示。要想有足够高水平的有效动机，你需要提高变化动机，使变化动机明显高于保持现状动机。

　　人们喜欢千思万虑，也会因长时间陷入矛盾心理的流沙之中而停滞不前。有时你必须有意识、有目的地进行预先计划来使自己处于有利地位。但是，你首先要评估一下你将要克服的困难。毕竟，如果你尝试去改变某一个特定行为，而一开始没有对自身动机进行客观公正的评价，那么你最终会对结果感到失望（或者说没有结果）。

　　衡量动机和矛盾心理状况的有效方式就是构建决策平衡表，在这一分析过程中，你可以把进行改变所带来的预期优势列在一栏，而把改变行为带来的劣势列在另一栏。图表可以很简单，也可以把保持现状所带来的优势与劣势一并包含在图表中，如表2.1所示。是否将图表具体化或者综合化取决于你，如从"调整饮食"到"减少钠摄入量"再到"每日步行20分钟"。

表 2.1　改变饮食与维持目前饮食的决策平衡表

	改变饮食	维持目前饮食
优势	可以减肥 可以改善健康状况 获得更多能量 气色看着更好	很容易 可以吃自己喜欢的食物 可以通过吃小吃缓解压力
劣势	这很难 必须放弃一些最喜欢的甜食和美食 会感到特别饿 会感到紧张	无法减肥 无法变得更加健康 会导致体重增加 会生病，面临大额医疗费

　　想要改变行为时，你可以进行决策平衡分析。一种情况是，当是否改变难以抉择时，锻炼就是最有用的方法。当进行特定改变与保持现状的动机水平相同时也是如此。通过创建决策平衡表，然后对其进行审度，你会发现额外所需的前进动力。另一种情况是，你的分析会导致相反的结论：冰冷而又残酷的现实支持你维持现状。在这种情况下，维持现状的动机要高于改变现状的动机，这会导致有效动机变为负数。出现这种情况可能有两种原因：第一是你的分析不完整，遗漏了进行改变的某些优势或者维持现状的劣势。第二是你的分析正确，但是在它支持你改变决策前，你的分析总需要进行更改。可以通过获得让改变更加容易的新技能，或者学习新信息，让改变诉求更有吸引力来做到这一点。发现引人注目的新事项，将其添加到"改变饮食"的优势栏或者"维持目前饮食"的劣势栏中，或者

真心地解决改变一些改变饮食的劣势或是维持目前饮食的优势，这都会产生不同的结论。假设表 2.1 是你自己的决策平衡表，对于作出有利于改变饮食的准备你还想说些什么呢？激发足够的热情去改变自身行为，这也许需要积极地思考，但是这值得付出努力。

如果你可以转变含糊的态度，而且决定改变的话，那么你会不断增强决心以采取决定性步骤。你在克服自身矛盾心理时，可以从决策平衡表上添加或者删除一些事项，这都是合乎情理的。每次改变这种平衡，你都会对自身的动机有更加清晰和完整的认识。这种能使你即刻开始行动起来的平衡，可以立即形成，也可以反复修订后形成。不论哪种方式，都是不错的。因为，这两种情形都代表着自然变化过程的一部分。不论哪种方试，都是不错的。因为，这两种情形都代表着自然变化过程的一部分。重要的是，你已经开始这一过程了。

还有其他的方式可以将你改变的动机最大化。形象的积极构建包含这样的画面，以迷人的特殊方式展现自我形象或行为，但现实画面通常不是这样。如果你是这样展现你的形象或你的行为的，想象一下你的生活会有怎样的不同。然而，负面心像正好相反，它反映了负面的心像、场景，你想要作出期望的改变来使自己远离这些心像和场景。

模仿是指发现一种行为方式，它与你想要采取的方式相似，而且用它来作为自身努力的模板。确定一个在你人生中可作为好榜样的人，并且效仿他。如果你知道某人饮食健康，而且此人体魄健硕，还看起来充满能量，那么他可以作为你的行为榜样，从而增强你改变的动机。无论在哪儿，你都可以选中模仿对象并模仿他成功的策略。

强化是指建立各种方式来阻止负面行为并奖励期望的行为。一方面，在某一时期坚持更加健康的新饮食结构，将其和具体的奖励（如给自己买件新衣服或者和朋友来一次特别的旅行）联系起来，然后你就会有继续前行的动力。另一方面，建立某种惩罚措施来远离负面行为，这也会帮助你保持前行的动力（或者至少可以使你远离某种习惯甚至摧毁某种习惯）。例如，如果你没有坚持自己的计划（按照特定的方式进食或者积极锻炼），那么你可以取消这一活动。只有你自己才能决定你是更倾向于期待奖励还是惩罚，或者两者皆有。

公开承诺改变自身习惯也有助于增强动力，我们称之为社会契约。承诺本身是改变的又一原因，它是一种正面强化的形式。一旦你准备按照某种方式改善自身饮食或者更加积极地锻炼，最好告诉你信任的朋友或家人自己的计划。这种社会契约自身也是有用的，但是它也可以产生其他形式的动机性支持：你的密友会在你努力时提供援助，在你最需要时给你鼓励，或者和你一起共同追寻健康和幸福，并向你提供社会支持。通过分享自身的渴望和意图，你可以激励别人作出类似的改变，在这一点上，你们可以提供相互的支持和鼓励，强化和（或）发挥彼此的动机，以此创造一种正向的连锁反应。

最终，获得和保持健康最有力的方案就是借助适量的意志力和大量的技能。为了掌握自身的健康命运，意志力在必备技能组合中是首要的基本技能，但是它只是众多技能中的一个而已。正如你在接下来的章节中将看到的，通向健康和幸福的康庄大道也需要其他技能帮你建立、定位和掌控。意志力可以让你开始这一旅程，但是其他技能才能使你一直在道路上前行，最终到达终点。

当健康触不可及时

很讽刺的是，现如今造成公共健康问题的原因恰恰是过去健康问题的解决之策。在我们祖先饥肠辘辘之时，能够获得大量美食算是一大幸事。在数代先辈完全依靠体力进行每日劳作、采集食物和躲避危险之后，出现了用来节省体力的工具，这些工具改变了完全依靠体力劳动的方式，这称得上是一项重大突破。在上述两种情况下，我们的解决方案都有些过头，从而使这些方案变成了威胁我们健康、幸福的敌人。

结果表明，文化中的一些要素可能曾经很合理，但现在却不再合理。我认为随着现实情况的不断变化，这些文化中的时代错误，或者说是发展，现如今已经变得落伍，甚至可以说是无关紧要。在过去，我们想要充足的食物和适度的体力活动，现在我们进入了食物富足、缺乏劳动的时代，在这种转变下，我们曾经显得明智的文化要素变得毫无意义，并且正是我们自己酿成了这些时代错误。

在石器时代，智人（人类发展史上的第二个阶段）的平均寿命为 20 岁左右，而整个人类的预期寿命为 40 岁。那时候，人们的生活方式相对健康，但是寿命却不长。现在我们的情况却截然相反：预期寿命越来越长，但是生活方式却并不健康。

能量失衡一直是，也永远是肥胖的主要诱因。换句话说，就是摄入大量热量，但是这些热量没有通过身体活动消耗掉。此外，热量的来源也很重要。在这件事情上，垃圾食品负有很大的责任，其中就包括一些我们可能很熟悉的食品。这些食品加入了一定比例的热量，可加快新陈代谢，提高胰岛素浓度，进而加剧人体腹部和肝内的脂肪堆积，同时还会刺激人的食欲。科学研究表明，高含量的糖、钠和（或）热量（包装食品内富含的物质）会刺激大脑内的镇静中枢和快感中枢，这两大中枢系统对诸如吗啡一类的毒品同样十分敏感。因此，食用添加了这些物质的加工食品极易上瘾。被称为功能磁共振成像的大脑成像技术可以用于判断何种佐料组合会最大程度地刺激食欲，因此在这样一个世界里，单靠意志力是无法抵御上述诱惑的，你需要更加强有力的武器。乐事公司在其薯条的商业广告中发布"一个不够味"时，你知道他们是通过博士们坐在船上亲身体验而证实这一广告语的吗？没错，的确如此。食品加工商让全体员工专注探索食品内脂肪、糖和（或）钠三者的餍足点（the bliss point，经济学名词，即最佳点），从而刺激大脑内的快感中枢，让消费者有一种强烈的欲望去购买更多的食品。深加工的食品正在大肆进驻市场，并销售给大众，同时商家经常从积极因素和营养角度对产品进行包装，对其消极方面却避而不谈，这加剧了上述问题的产生。自然而然地，消费者就会更加放心购买低脂花生酱或者饼干；当他们在享受这些美食时，对自己真正吃到的食物的看法也会受广告的影响而发生扭曲。

当今社会人们习惯久坐，这在一定程度上归咎于汽车、互联网的普及，以及驾车购餐和自动化操作的便捷。的确，作为社会中的一员，我们对汽车的依赖度与日俱增。在《美国预防医学杂志》（*American Journal of Preventive Medicine*）发表的一篇文章显示：1969 年，48% 的儿童步行上学；而在 2009 年，只有不到 13% 的儿童步行上学。这表明不仅孩子的每日锻炼量急剧减少，他们的监护人也是如此，否则，他们应该还会步行接送孩子上下学。运用机器或者科技来取代人体肌肉活动虽然便利，却会给个人健康带来威胁。

意识到这一点能够帮助你作出理智的选择，特别是在你时间充足的情况下。

此外，就体力劳动而言，成年人已经变得越来越无事可做。最近，科学图书馆发布的一项研究表明，与 20 世纪 60 年代相比，现如今普通男性和女性每日在工作期间所消耗的热量分别减少了 142cal 和 124cal 左右。每年的工作时间以 240 日计算，那么男性一年消耗的热量与其 50 年前相比，大约要少 34 000cal。按照 3500cal 相当于 900g 的身体脂肪这一换算标准来看，少消耗的 34 000cal 热量相当于增重 8.75kg，这还只是一年！同样地，如果女性每日减少 124cal 的热量消耗，那么一年就会增重 3.85kg。这一点可以解释一定程度上现代慢性病流行的原因。

如果我们想要扭转自己造成的可怕的慢性病流行趋势，可能只有以下两种解决办法：要么改变世界，要么改变自身，这样我们就不会被它的破坏性力量所破坏。在当前环境下，仅靠意志力改变习惯，这一观点往好处想是美好的愿景，往坏处想是完全荒谬的。正如我们所见，意志力是解决上述问题不可或缺的一环。当然，我们也需要在解决方案中加入大量的人力帮助。但是除此之外，我们还需要掌握必不可少的技能。照这样思考：过度依赖意志力就好比仅靠屏住呼吸进行深海潜水。这是不可能实现的！与之相比，技能好比学习使用潜水设备。最初，我们的确需要花费一番工夫进行学习，但是一旦掌握了所需的技能，拥有了所需的设备，就能长时间待在水下，持续呼吸。

《美国营养和饮食学会期刊》发表过这样一篇文章，文章中研究人员将 189 名负责家庭食品采购和准备工作的成年人分为营养教育组和控制组，对营养教育组运用营养分析系统划分食物等级（根据食物内维生素、矿物质和其他营养物质的含量与其所含的热量的比值进行等级划分），而控制组只给普通的营养含量参数。8 周后，与控制组相比，营养教育组能够更好地分辨富含营养的食物，他们也做了更多的膳食计划，摄入更多的蔬菜和水果，总体而言，他们的膳食质量更高。其原因是他们学到了在杂货店可以使用的特定技能。同样地，超重的成年人参加了由美国亚特兰大市基督教青年会（全球性基督教青年社会服务团体）举办的为期 2 周的营养与健身活动之后，他们开始摄入更多的蔬菜和水果，也开始更频繁地锻炼身体，这些都促使他们体重大幅下降。

　　鉴于以上情况，我们有必要找到通往健康生活的道路，并且在这条道路上不断前行，这一点极为重要。从一定程度上来说，我们需要挑战肥胖基因的固有影响。这是可以完成的，并非多数人想象的那么困难。首先，多挑选那些直接从地里采摘的新鲜食物，放弃食物工厂生产的食物，这会让你更加健康、长寿。抓住各种机会让身体动起来，可以放弃乘坐电梯而选择爬楼梯，外出办事不开车而选择徒步前往，为了家人拒绝久坐而积极锻炼。作出这些选择不仅需要意志力，还需要技能。

　　意志力和技能是有关系的，而人们通常会忽略这一点。掌握正确的技能会让一项任务变得更加容易，从而可以降低你完成这项工作所需的意志力的比重。为了说明这一点，我想到了我当实习医生时的经历。住院医生实习期（医学院学习生活之后的多年实习期）非常辛苦，因为医院对住院医生连续值班时数有严格要求。我当住院医生时，有时每隔三个晚上值一次夜班，或者有时每隔两个晚上值一次夜班。譬如说，周一我去值班，白天黑夜都值，周二值白班，晚上下班回家休息，周三早上起床后值白班，晚上回家。这三日就是一个值班周期。到了周四，又开始循环这一周期。但与我父亲的实习医生经历相比，这简直不值一提。他每隔一个晚上就要值一次夜班，要连续工作36 小时左右，然后回家休息，之后又是重复这种值班生活。多年来一直如此！

　　这些年来，住院医生的实习生活得到了很大的改善，但是仍然十分艰苦。这也许有充分的理由：在巨大的时间压力和精疲力竭的压力下，从一个普通人过渡到一个可以作出生死决定的医生，是一件大事。在这个转变时期，应该做的事情就是我常说的"他律"。它涉及一系列的规则、条例和惯例，让你正确行事，学习新的处事之道。根本没有内部指导体系来引导住院医生，因此需要一种条例体系帮助他们步入正轨。医院对诊断发热、回应急诊室求助电话、接收新病人住院及处理心搏骤停等事项有严格的规定，对抽血、核对检验结果、查房及填写记录的时间都有明确的要求。等实习医生度过这段劳累时期，奇妙的事情就会发生：实习医生已经将这些规则内化了。事实上，最初与规则有关的一切最后都成了我们的习惯，甚至是本能。

　　我们必须从规则中吸取经验教训。如果你想要改变你的习惯，你可以采取一种方式，那就是努力、努力、再努力，这是意志力的一种说法。而另外一种方式是：遵守各种规则直到他律变为自律，这就是意志力形成的方式。这些规则能够帮助你减轻意志力的重担，同时，一旦你将规则内化，它们将会成为你自身技能的一部分，最终产生积极的连锁反应。

节食最能说明这一点。通常节食无法长时间帮助你减肥。其短期有效的原因正是你制订的有关进食和禁食的时间及食物规则，即借助他律，这些规则会防止你偏离正确的方向。这就是为什么对短期减肥而言下列事情不重要：你是否减少脂肪或者碳水化合物的摄入，或者只吃培根或夹馅面包，或者仅在满月时进食，或者单脚站立时进食，抑或是做一些奇特怪异的事情。真正重要的是，如果你能从饮食紊乱的状态转变为规律饮食，即使上述方式有点愚蠢且无法持续下去，你仍然很可能在短时间内成功减肥。

节食通常不能为你提供合理内化的自律形式。当然，你可以通过短时间内只吃培根的方式来减肥，但是你无法长时间通过这种方式改善自身的饮食习惯和健康状况，最后你也可能一吃培根就感到腻烦。节食提供的这种自律只是暂时的，而控制体重所面临的挑战是持久的，这是一种不和谐的情况。

相反，另一种方式却更有可能取得长期的成功：将自身的意志力和他律相结合，直到你能够形成自身的技能。没错，这一过程从意志力开始，因为只有你想要去改变自身的体重、健康状况和生活方式，它才可能发生。但是，你需要把某种他律囊括在内，不是"节食"这种不能长期坚持的他律，而是用于训练医生、士兵、飞行员或者潜水员这类人的他律。这种方式能够将他律永久内化到自身思维模式和标准操作程序中。

一旦实现这一切，你将更多地依赖自身的技能，同时还会发现意志力的作用越来越弱。

因此，在你采取行动来评估自身意志力，将主观能动性最大化，并克服自身的矛盾情绪后，你就可以运用他律来帮助你实现自身目标了。除了减轻自身意志力的负担外，也要有足够的时间来培养技能，这种技能会让你永远按照预期的生活方式进行改变。在表2.2中，你会找到一系列"规则"，这些规则会帮助你减掉过多的体重，提升你的健康水平，并全面改善你的健康状况。这些都是你能永久参考和遵循的指南，直到固化于你的生活中。即便这些规则已经发挥作用，你也必须一直坚持。这不是一件可以断断续续的事情，健康带给自己的馈赠值得坚持下去。从本质上来说，遵循表2.2中的这些准则是走向更为健康生活的第一步。

表 2.2　通往健康生活的十条他律规则

规则	目的
1. 避免快餐	快餐会让你快速增重并且引发健康问题。在你开始改变生活方式时，避免选择快餐。当你在开车时间自己"我要不要去吃快餐？"，这为时已晚。如果出于某种原因，你无法避免去快餐店就餐，请登录 www.healthy dining finder.com 来升级选择
2. 喝水	液体食物提供的热量通常无法让你有饱腹感，但是会增加你体内的热量。软性饮料、果汁之类的液体食物很甜，让你更加喜欢饮用而出现龋齿。口渴的时候，请喝水（如果喜欢，你还可以配上柠檬、酸橙或者橘片）。普通苏打水可作为过渡到真正健康的饮品，如水的短暂的过渡。请远离无糖碳酸饮料苏打水。无糖碳酸饮料苏打水中的人工甜味剂会渗入牙齿，而且你避免摄入的糖分和热量会从别处悄然潜入
3. 吃沙拉	混合的绿色食品营养丰富，而且几乎不含热量。晚餐时，只需吃加有少许调料或者橄榄油和醋混合的绿色食品沙拉，这样既有饱腹感，又能减少能量摄入
4. 每日锻炼	在开始改善健康状况时，你就应该行动起来。不论什么锻炼，每日至少坚持 20 分钟，每周不少于 5 日。让它成为一种严格执行的规则
5. 睡觉优先	充足、良好的睡眠，会使你能更好地掌控自己的饮食，也会使你有更多的精力去锻炼。如果可能的话，坚持每晚连续 8 小时的睡眠。良好的睡眠有助于你保持正确的前行方向
6. 管住嘴	避免无节制的进食。专心吃饭，不要在做其他事情的时候吃零食。在那种情况下，你很容易无意识（通常指的是进食遗忘症，eating amnesia）地摄入过多或者不当的食物
7. 进食容易辨识原料的食物	避免选择 8 岁及以上人群无法辨识出原料的食物。否则，你会摄入一些食品添加剂和化学物质，这些都少有或毫无营养价值。一些食物，你能辨识出食物的原料，而加工食品，你通常无法分辨
8. 安排进食的时间	摆脱"看到食物就进食"的饮食习惯。仅在你打算进食的时间，吃你想吃的食物。不要因为食物摆在面前而控制不住自己，例如，公司举办生日派对时的一块蛋糕。在饥饿时进食，感觉快要吃饱时禁食，绝不要等到真正吃饱时才停止摄入食物
9. 广而告之	告诉你生命中最重要的人：你想要作出与健康相关的改变及其原因，并且告诉他们这些规则以便他们能够帮助你坚持下去
10. 选择食物*	不论是在家还是外出，控制自身选择。不论到何处，使用单独的快餐盒打包健康食物，然后随身携带以便你随时拥有健康食品。具体建议请见第九章

　　* 感谢儿童部落网站（https://kidtribe.org/）的凯丽·麦奎因，感谢其美妙的文字，这些文字将被写成歌词用于"拒绝垃圾食品"这一音乐视频（http://www.youtube.com/watch?v=PLaS0En9Q98）。

综合运用合适的力量

　　另一个重要行动很好地阐释了技能和意志力结合的重要性，那就是戒烟。多年前，我就一直在想为什么这么多人不断尝试戒烟却最终折戟沉沙、功亏一篑。很明显，他们有戒烟的意愿或者动力，否则，他们不会一直尝试去戒烟。然而他们已经对尼古丁上瘾。即使是那些尝试用尼古丁替代疗法或者用处方药进行戒烟的人也经常以失败告终，这是为什么呢？我想戒烟可能存在许多障碍，并且这些障碍处在人们视线之外不易被察觉，因而一直没有得到清除。

　　为了弄清真相，我想到了这个比喻：设想在运动场另一边有一大罐金子，而你非常想拿到那罐金子。但是有一面高高的石墙挡住了你的去路，没有窗户和门，四周也别无他路。在我看来，你自己努力戒烟就与之类似，一罐金子就好比更好的健康状况。现在设想一下这样一个情景：医生突然出现，以雷霆之势帮你砸破面前的墙。突然间，你会感觉到，拿到这罐金子简直易如反掌。但是，如果在第一面墙后还有下一面墙，下一面墙后还有一面墙，一面墙接着一面墙，你又该如何做呢？

　　从这个角度来看戒烟所面临的挑战，我想知道，在一个人作出戒烟的打算或者下决心戒烟到实现戒烟这一目标的过程中，究竟要越过多少像这些墙一样的障碍？那些导致吸烟群众最终戒烟失败的障碍是不是有限的？结果表明，答案是绝对肯定的。实际上，七大常见障碍可以解释想要戒烟的吸烟群众最终失败这一现象。这七大障碍就是：尼古丁上瘾、焦虑、抑郁、酗酒、药物依赖、受吸烟群众影响及害怕体重增加。一些有志于戒烟的吸烟群众面临上述所有问题，一些面临其中几种问题，而大多数人至少面临一种问题。如果你把每一个障碍都看作是一面石墙的话，那么那些想要戒烟的吸烟群众及在戒烟路上得到帮助的吸烟群众最终都会以失败告终，其原因变得无比明显。单凭落锤的力量来击倒几面墙是不够的，除非所有的墙都轰然倒塌，不然的话，你无法成功。

　　在我提出了"是什么在人们与成功改变和健康相关的行为之间徘徊"的问题后，我和同事们研究开发了一项名为"障碍分析"的行为矫正技术。多年来，我们运用这一技术进行了大量研究，并发表了研究成果，同时也发现这一技术行之有效。我们开发了一个用于戒烟的障碍分析工具，这一工具有助于揭示吸烟群众在戒烟道路上面临上述七大障碍中的具体障碍。

随后，我们相应地调整治疗方案，不时为个人提供各种方法来清除这七大障碍。经过一系列的初步研究，戒烟的成功率也前所未有地提高。多数参与研究的吸烟群众都成功戒烟，而且有 50%的吸烟群众一年后也没有再犯烟瘾。这一治疗效果是采用常规治疗方案的 2 倍。

"障碍分析"行为矫正技术背后的想法与其他生活方式的改变有关。在一项涉及 1 687 名成年人的研究中，明尼苏达大学的研究人员发现，大多数人很享受并且重视同其他人一起进餐。总体而言，那些经常和其他人共进晚餐的人饮食更加健康，他们会摄入更多的水果和蔬菜；然而有 35%的男性和 42%的女性表示他们很难抽出时间和其他人共同进餐。这是一个涉及时间限制和计划等因素的障碍。如果这些人能够围绕障碍找到出路，那么他们就会改善自身的饮食习惯，提高饮食的享受度，同时也能创造出更多与社会联系的机会，这是一种多赢的局面，但是类似这样的改变需要技能支持。

如果能发现阻碍改善自身饮食习惯或者积极运动的真凶，你就能培养出帮助自己战胜这些困难的技能，因此关键在于发现并解决困难。位于美国佛罗里达州盖恩斯维尔的佛罗里达大学的研究人员做了一项研究，他们邀请了 272 名女性参与为期 6 个月的生活方式干预项目，这一项目旨在帮助这些参与者减肥瘦身。经过研究，他们发现，相比没有参与这一项目的女性而言，参与者通过设定周目标，改变了饮食及锻炼习惯，预测将要面临的困难并制订可行的解决方案，最终提高了自身解决问题的能力，减肥效果更好（减掉了自身重量的 10%以上），而且坚持的时间更长。

各种各样的技能都能帮助你取得成功。你能够增强对暴饮暴食诱因的认识，进行自我调节，从而达到节制饮食的目的。你能选择多种健康食物来帮助自身摄入更少的热量。你还可以了解如何解读食品标签，以及如何避免选择含有过量调味料的正餐或零食（调味料摄入过度会导致食欲大增，从而摄取过量食物）。你通过阅读和遵从后面章节的建议掌握的技能越多，你就会更加从容地应对各种情形。购物和烹饪、时间管理及锻炼常态化（即将锻炼纳入忙碌的日常生活之中）等都有许多关键技能。在通向健康道路的途中，你所面临的每一个挑战都是周围环境给你设置的障碍，同时也会有相关技能来帮助你应对或克服这些障碍，同时也能阻止疾病的发生。这些技能很可能会挽救你的生命。

第三章
拒绝处方

  与那句经常被引用的格言"知识就是力量"正好相反，我认为知识并不完全是力量，它更多的是获得力量的一种先决条件。真正的力量取决于你是否能够将学到的知识运用到工作之中。就健康生活和疾病预防这种情况而言，培养意志力以铺设一条通往健康的生活方式和未来之路，知识是必需的。当然，面临的挑战就是保持深度的关注和足够的激情，将学到的知识常规化。你不必要求自身行为尽善尽美，更确切地说，在改善饮食和更加积极锻炼方面稳步推进才是你的目标。通过这些改变，你也许能够获得理想的体重。即使不能，你也一定会不断靠近这个目标。更重要的是，你将改善自身的健康状况，这才是真正的终极目标。

  事实上，我们每日都在针对选择什么食物和如何选择食物进行着抉择。因此，为什么不选择积极的道路让自己更加健康长寿呢？古希腊著名科学家阿基米德曾说过："给我一个支点，我就能撬起整个地球。"对于改善健康状况而言，这些杠杆的确够长了，而且都掌握在自己的手中。运用这些杠杆的知识和力量也应该如此。

  借助这些杠杆，你能够影响到 DNA 双螺旋结构，甚至会让自身基因变得更加健康。2003 年，人类基因组计划完成，这一计划揭露了一个令人大开眼界的真相，即基因本身并不会导致疾病，疾病是在某些高危基因和非健康环境因素的相互作用下产生的。

  因此，为了自身健康，恰当地运用双手、双脚和餐叉，这才应该是你的目标。如果你能正确运用这些杠杆，那么你就可以改善你未来的健康状况。这不复杂，只是你不太熟悉。你不必过着斯巴达式、苦行僧般的简朴生活或者依赖健康网站（Planet Health）活着。尝试去喜欢那些有益健康的食物，尽可能抓住一切机会运动，避免或者改掉诸如吸烟之类的坏习惯，这才是关键。你需要正确运用这些工具，养成良好的运动习惯，并健康地生活。

设想某日你使用餐叉的情况：你会有多种机会用它来改善早餐、午餐、晚餐及零食的进食状况。工作时，也许你要决定是否在会议室吃一点儿炸面包圈或者百吉饼，是否从同事常备的满满的糖果罐子里抓一把果冻糖吃。也许你要决定是与同事一同前往快餐店共进午餐，还是自己选择更加健康的饮食方式。如果你外出吃晚餐，你将面临更多的选择。如果你自己在家做晚餐，食物的选择则会很有限。

同样，无论是自主选择时间进行锻炼，还是步行接送孩子上下学、乘车，抑或是选择步行外出办事，你和你的双脚都会有很多机会来决定自己是否锻炼。你会有很多机会来决定，在办公楼内是走楼梯还是乘坐电梯，是给同事发送电子邮件还是走到她办公桌前面与她沟通。下班后及周末期间，你将决定如何同家人和朋友一起度过愉快时光，包括是否进行一些锻炼活动，以及选择什么样的食物等。

每当要作出决定的时候，你都面临着一系列挑战，这就是为什么需要依赖技能来获得健康生活。当然，我们都希望能够轻松拥有健康的生活，避免患上慢性病。但是，如果真是如此，我早就能从多种途径给你们传授技能了。而事实是只需要一种实用魔法，这种魔法就是掌握正确的技能，从而使你变得更加健康幸福。无论何时，只要涉及饮食和锻炼活动，你都能作出改善自身健康状况的决定。正如之前已经强调的那样，选择正确的食物和锻炼活动能够让你避免可怕的慢性病的袭扰，避免早逝或者身体某些方面的残疾。想要看证据吗？那么请看下面的实验研究：美国密歇根大学及美国国家老龄化研究所（the National Institute on Aging）的研究人员对713 名 70 多岁的女性做了一项研究。通过研究，他们发现，那些锻炼最积极的女性比久坐不动的同龄人近 5 年的死亡率低 72%。那些水果和蔬菜摄入量［通过检测血液中一种促进健康的植物色素，即类胡萝卜素（carotenoids）的水平获得摄入量数据］最高的女性延长 5 年寿命的可能性要比水果和蔬菜摄入量最低的女性高 50%。

从一定程度上来说，改善饮食习惯和锻炼结构需要摆脱造成肥胖的环境所带来的固有影响。然而这一切都有可能实现，也不像人们想象的那样难。而且一旦你开始收获良好饮食习惯和积极锻炼所给予的馈赠，收获自身努力所产生的果实，这些会成为有力的援军，推动你继续前进。毕竟，获得了技能，你就得到了力量，就好像掌握一项新的技能（如弹钢琴或者做西班牙炒饭）、一个新的体育项目（如学会了滑雪），或者一项新的才艺（如掌握了一种梦幻的舞步，这种舞步能让你的舞姿更加优雅）一样令人高兴，更健康的生活也会令人感到满足并且振奋不已。同时，这种努力所带来的潜在收益巨大：它可以从基因层面改变你的健康状况，改善每日感知和活动的方式，并将健康的习惯和少患疾病作为礼物送给你的亲人。你可以把它看作是一个处方，里面是我们都需要了解和做的一切，这旨在让我们在目前的环境里过得井井有条、明智健康。

我们还需要以下数据证实这些说法：如之前提及的，改善生活方式能够让心脏病发病率降低80%、糖尿病发病率降低90%、癌症发病率降低60%。

此外，研究发现，如果人们能够正确处理以下 4 个问题，他们罹患重大慢性病的风险就能降低 80%。这 4 个问题分别是："你吸烟吗？""你饮食健康吗？""你定期锻炼吗？""你控制自身体重吗？"

让我们仔细思考这 4 个问题。众所周知，吸烟是导致肺癌、心脏病和卒中的重要诱因。事实上，这个不良习惯还与口腔、咽、喉、乳腺、胃、膀胱、宫颈及宫体的癌症有关。此外，吸烟还与不育症（infertility）、骨质疏松症、婴儿早产（preterm delivery）和生产低出生体重儿、肺气肿（emphysema）及支气管炎（bronchitis）有关。美国 CDC 的研究显示，吸烟所造成的死亡人数要比人类免疫缺陷病毒（HIV，即艾滋病）、非法吸食毒品、酗酒、机动车事故、自杀及谋杀共同造成的死亡人数还要多。你没看错，确实如此！这就是为什么戒烟是明智之举。很简单，如果你吸烟，请戒烟。戒烟之后，你会感到呼吸更加顺畅，你有可能会健康长寿。

最理想的饮食（通俗讲，就是饮食合理）能帮助你增加能量，增强免疫力，提高消化吸收能力，增强骨骼健康和体能，改善自身情绪和认知（心理）功能，对于生理功能的各个方面也发挥着深远而积极的影响。健康的膳食搭配有水果、蔬菜、低脂或者脱脂奶制品，以及适量的瘦蛋白（lean protein）等。低脂肪的植物性饮食实际上可以提高人体瘦蛋白的含量，帮助每个瘦蛋白分子更有效地工作。健康的膳食有助于降低诸如心脏病、高血压、高脂血症、骨质疏松症及糖尿病等慢性病的罹患风险。简单来说，健康的饮食能提供身体每日所需的营养物质，身体依靠这些物质来维持身体机能的正常运行，保持自身健康状态及抵御疾病。从某种意义上说，食物的确是一种强效药，而运动也是如此。

毕竟，经常锻炼（经常活动双腿）能够提高自身免疫力、增强血液循环、改善心脏健康状况、提高骨密度和肌肉强度，这些都能够提高生活质量。经常锻炼身体能够保持健康，同时也能降低糖尿病、心脏病、卒中、癌症及致残性关节炎（disabling arthritis）的患病风险。不仅如此，每日积极锻炼还能增强自身注意力、记忆力，提高工作效率。

就体重而言，必须着重强调一点：体重并非一种行为，但是它受到（或部分受到）各种行为的控制。可以肯定的是，基因对体重有着重要的影响，而且是我们无法控制的。从一定程度上来说，大多数人可以控制自己的体重。这主要由热量摄入（来自食物和饮料）和热量消耗（通过锻炼释放自身热量）之间的平衡决定。当然，简单并不代表容易！在当今这个现代化社会，控制体重不容易。而且事实上，大多数人没有控制体重。但是，不容易也不代表复杂。就好像举起一块巨石不容易，但是这件事并不复杂。这个道理也同样适用于减轻体重。

当今世界尽己所能实现最佳平衡是个人的责任，很显然，没有人会为你代劳。那些在一段时间内保持超重状态的人会处于一种所谓的正能量平衡状态，这不是一个好消息。这种状态持续的时间越长，失衡的状况就越严重，体重增加就越多。

我和同事们在耶鲁大学实验室进行了一项研究。我们发现了人们在努力改善自身饮食和锻炼习惯时面临的最为常见的障碍与困境。通过查阅各种人口统计档案，发现这些模式都是相似的。谈到健康饮食选择，不同年龄段、不同社会经济层面的人群经常面临数十种障碍，如不知道何为健康饮食、如何购买或者制作健康的食物、如何与有限的时间和忙碌的日程安排做斗争、如何避免情绪化进食，以及如何满足家庭成员中挑食者的口味等。摆在我们面前的锻炼问题也同样如此：在不同年龄和不同阶层，人们都面临许多共同的障碍。例如，不知如何开始锻炼计划、时间与日程的冲突、缺少社会支持、积极性或者精力不足，以及资金有限。

除了发现阻碍人们改善自身生活方式的普遍障碍之外，我的研究组还制订了帮助人们克服障碍的策略，而且经过研究证实了这些策略的有效性。我们发现，通过提供策略、资源和专家意见来帮助人们应对个人障碍后，其锻炼频率显著提高。同样地，在给人们提供所需的技能和策略后，他们进行自我改变，从而选择健康饮食。如果你自己仔细思考一下所有潜在的障碍，并且找出影响自身的因素，那么你就能够开始掌握一种对自身有用的策略、技能或者工具，它将帮助你跨越障碍，此后于你而言这个障碍就不再存在，而且更重要的是，你将成功地作出改变。如果遇到每个障碍时都能做到这一点，并养成保持健康和抵御疾病的习惯，你就会获得改变自身生活方式的力量。此外你还会掌握克服、避开或越过这些障碍的方法，从而保持更健康的状态。

在下一章，你会全面学习一系列技能，这些技能会帮助你突破障碍，从而使你进入一个更加健康、更加充满活力的领域。你会拥有一份详尽的分步指南，指导你获得相关技能及其使用方式，从而让你掌握影响自身未来健康的杠杆。这份指南不是专门预防心脏病的方案，也不是专门针对预防癌症的方案，更不是躲避糖尿病的方案，而是一种能够帮助你预防上述所有疾病，甚至是更多疾病的途径！其原因在于，它是一种救生技能。可以把它看作一站式服务，在这里，你可以享受到更加健康、快乐、长寿的生活，这是终极馈赠。

我过去在耶鲁大学公共卫生学院教授"公共卫生临床概论"这门课程，授课对象是那些正在攻读公共卫生硕士学位的学生。事实上，"公共卫生临床概论"这门课程是医学院最热门的课程，有关身体功能兴衰等一切令人痴迷的事情都浓缩在这门课程里，并在一个学期里完成教学。我把这门课程按器官系统（如心血管系统、神经系统、呼吸系统）分成了几个部分，但这门课的难点在于踝骨和胫骨是相连的（心血管系统和呼吸系统相连等）。换句话说，如果你不了解人体的肺和肾，你就无法完全了解人体的心脏。如果你不了解内分泌系统（the endocrine system），你就无法了解肾脏系统及神经系统。以此类推，如果你不懂与神经系统相关的系统，你也无法了解神经系统。

因此，我每次讲授一个器官系统，在必要时都要谈及其他系统，这成了唯一的解决办法。否则，我可能不得不由于泌尿生殖系统课程而中断心血管系统课程，而泌尿生殖系统课程可能因为其他系统的课程而中断。这种情况所导致的最轻的结果可能是让学生感到困惑，最糟糕的结果可能是这门课程混乱不堪。因此，在教授这门课程的过程中，我一直交叉查阅资料，同时还经常鼓励学生"耐心等等"，这就是我们学习这门课程的方式，而且最后也成功了。

这种方法对培养健康生活所需的技能也有效，因为这些技能确实同人体不同的器官系统一样相互连接、相互依赖。这一事实表明，孤立地谈论这些技能是很困难的，就像人体内的各个器官系统共同组成了一个和谐的作品，那就是你自己，这些技能也是如此，它们能够引导你朝着更加积极、健康的方向发展。这就是我所说的技能协同的威力与美妙之处。健康生活所需的各种技能相互关联，学会了一个技能，接下来的学习会更加容易，而且这一技能也会更容易地运用于下一个技能之中。

在下一章，你会学习到一些具体的技能，这些技能能帮助你改善饮食和运动习惯。随着你不断深入阅读本书，请找出与你联系最为紧密的技能和部分，这样你就可以量体裁衣，制订行动计划。如果在这个过程中你想走捷径，你可以使用螺旋式上升的技能，这是一种个性化的方法，它能帮助你快速通往更为健康的道路，详见第十二章。当然，按照顺序获取技能是不错的选择，你可以利用新学的技能让下一个技能的学习更轻松，而且在这一过程中，你预防疾病的能力也会不断提高。

不断积累抵御疾病的技能直到你真正掌握了这些技能，这会引导你自己和家人走向更健康和长寿的未来。你将不断从自身 DNA 双螺旋结构（一种核酸的构象）开始提升自身的健康状况，改善你运用双脚和餐叉的方式，尤其是已经诊断出罹患某种疾病后，你也许可以改变某种基因（它原本是会让你易于罹患某种特定疾病的基因）表达。我们每个人早已拥有改变自身健康发展轨迹的力量，现在是时候通过这些强有力的杠杆来发挥这种力量。

你和餐叉的一日

在任何一日，你都有很多机会来选择健康饮食或者非健康膳食。通过一段时间的日常观察，你可以发现，每次你选择进食时，最终结果的好坏取决于你所具备的技能组合。表 3.1 向你陈述了如何在每种可能出现（或不会出现）

的场合保持最佳营养。在每种场合下，都有一种相应的方法和一系列技能，它们对于饮食健康至关重要（后面章节将会详细地介绍这些技能）。

表 3.1　你和餐叉的一日

进食时间、场合	最佳饮食方式取决于	进一步取决于
早晨/早餐，家中	是否能够随时为健康早餐提供营养食材	挑选、购买营养食物
		积极选择营养食物
		拥有将食物快速搭配从而制作出营养膳食的技能
上午小吃，家中	随时随地享受营养食物搭配的便捷小吃	家里备有营养食物
		能够辨别和挑选让人满意又便于打包携带的食物
中午/午餐，在外	享受一顿营养午餐	与早晨/早餐一样
		能够从外观辨别和选择健康午餐
下午小吃，在外	备有营养贴心的下午餐小吃	同"上午小吃"
		能够辨别、选择以及购买健康小吃
晚餐，家中	享受一顿健康、满意、气氛融洽的便捷晚餐	同"早餐"和"午餐"
		掌握烹饪健康膳食的技能
		能够与家庭成员就健康饮食话题进行交流，让他们参与其中
		建立一份适合所有家庭成员的食物清单
晚餐，在外	在饭店进食营养、可口的膳食	知道膳食更为健康的饭店
		知道如何从菜单中选择最佳菜肴
		知道向服务员和（或）厨师提出什么问题
		知道如何辨别食物的正确分量
饮品选择	大多数时候饮水，其他时候寻找最佳替代饮品	知道什么是最佳替代饮品，并随身常备
旅行时	旅行时保持健康的饮食结构	准备随身携带的营养食物
		外出就餐时，知道辨别最佳选择的方式
一般情况/其他	认清并且克服影响进食的情感因素	能够解决盲目或者情绪化的进食
		能够抑制住或者管控冲动进食

你和双脚的一日

　　每一日，你都有很多机会来选择是积极运动，还是久坐不动。从你和双脚相互配合的日子中选择一段普通日子进行观察，你会发现每一种情况都代表着某种活动的机会，而每一次机会都依赖于对技能的特殊运用。表3.2 向你提供了锻炼常态化的策略指导。对于每一次活动，都有适合的应对方式及技能帮助你，它们对于引导你进行锻炼至关重要。第十和十一章将详细为您阐述这些技能。

表 3.2 你和双脚的一日

活动时间	最佳活动方式取决于	进一步取决于
早晨	适应晨间锻炼	积极锻炼 有锻炼日程安排（锻炼场地安排）
工作日	将锻炼纳入工作日活动中	选择距离工作地点近的场所进行锻炼 放弃乘电梯，选择走楼梯 步行前往办公地附近办事，尽量避免驾车
孩子上课日	在上课日期间，创造运动的机会	选择孩子学校周边的场所进行锻炼 能够将短时锻炼纳入每日活动中
休息日	将锻炼作为休闲或者娱乐时间的活动	享受户外活动 选择娱乐性较强的健身活动 与家人、朋友一起锻炼
旅行	旅途中进行锻炼	无论在何处，会一系列能够短时间完成的锻炼活动 知道如何利用场地进行锻炼 能够有效管理时间
下午	进行锻炼	同"早晨"
假期和家庭时光	让积极锻炼活动成为个人或者家庭假期的娱乐活动 和其他家庭成员共同参与锻炼	同"休息日" 同家庭成员就锻炼问题进行沟通交流 能够将锻炼活动与家庭娱乐活动结合 同家人步行前往目的地，放弃驾车前往

|第四章|
提升营养方面的知识和能力

挑战： 如果你不知道何为健康饮食，你就无法获得健康膳食。

正确回应： 从可信的来源，即从本书获取有关营养的权威性论述。

相关技能： 识别健康饮食的基本要素、重新规划食物摄入量、控制食量、避免饱腹（食物摄入过多），以及考虑饮品。

正如你不会漫无目的地开始旅行一样，你也不会在对健康饮食产生的益处一无所知时迎接这一挑战。在你取得成功前，你需要知道自己的方向或者目标，在这种情况下，还要知道何为真正意义上的健康饮食。否则，你怎么能够通过餐叉选择正确的食物，从而促进健康呢？一旦你了解健康饮食的组成要素，你就能够培养一种能力，这种能力会让你将知识转变为有效的行动。

如果本书只给出营养方面有争议性的建议，那么它只会让人感到困惑。来自旧金山加利福尼亚大学的罗伯特·勒斯蒂格博士和我们说过，糖是健康膳食的头号敌人。华盛顿区的一个公共利益科学中心则认为，盐是影响饮食健康的罪魁祸首。美国康奈尔大学的生物化学家 T. 科林·坎贝尔将健康问题归咎于动物蛋白，而来自美国克利夫兰医学中心的考德威尔·艾索斯丁博士则表示，动物组织和某些植物内的脂肪物质应该与人类健康问题相关。与此同时，美国预防医学研究所创始人迪恩·欧尼斯博士表示，低脂肪、植物性的膳食能够应对美国出现的许多健康问题，而一批倡导石器时代膳食的激进分子则辩称，摄取肉食对人类很重要。之后，纯粹主义者大多声称：原生态食物是健康饮食的唯一选择，但他们的观点不可能都正确，那么我们应该相信谁呢？

所有观点大多都蕴含一个核心事实：人们十分热衷于特定饮食方式。

与那些信奉某种信条或热衷某种食物的人们的情况完全不同，对宗教信仰者来说，宗教信仰与饮食选择的融合日渐凸显，其趋势的确令人担忧。它常使人们背离健康饮食的真谛。因此，虽然对于饮食的这些观点在餐桌上都有一席之位，但都无法独占鳌头。的确，摄入过多的糖分不利于身体健康，糖通常存在于高热量食物（这些食物会导致体重增加）中，也会让你对糖分高的食物（导致体重增加）欲望大增。膳食中盐含量过多会诱发高血压，并且，久而久之，你会对食盐的需求量不断增加，从而走上一条不健康的饮食道路。如果动物蛋白摄入适量，而这种蛋白并不与脂肪结合的话，那么对你而言，摄入动物蛋白不一定会产生健康问题。

　　健康饮食的构成要素已经完全确定，几乎每种良好的膳食结构都彼此重合。健康饮食标准多样，因此我们每个人都有多重选择。如果我们所食用的食物更多地采用"从田地到餐桌"的模式，那就太好了。但是在现实世界，健康人群偶尔也会吃薯片或者袋装食物、盒装食物、罐装食物或是罐头类食物，这会影响健康，但不总是坏事。谈到包装食品，将危及健康的因素仅仅归咎于纯杏仁奶油（罐装）、干扁豆（包装的）或者葡萄干，是极不合适的。将罐装纯番茄酱这种食物视为威胁健康的始作俑者，这种看法也缺少证据。有大量证据表明，我们能够在包装食品中作出更好的选择，同时也能证明这些选择能够使身体更加健康。我听说最近一位母亲体重减少了 52kg，这基本上归功于她使用了营养值评分系统（又称 NuVal 系统）。营养值评分系统是一个营养指导项目，在这个项目中，我和一批科研人员将食物按照营养价值高低进行打分（1～100 分），以帮助她方便按照营养值进行购物。除此之外，她通过关注自身饮食质量、家庭饮食质量及饮食量，她的体重控制问题得到了很好地解决。在第八章，你会了解更多关于营养值评分系统的知识，以及如何运用这一系统来使自己的饮食更健康。

寻觅理想饮食

　　关于人们基础护理和合理的饮食是什么，其实并不是什么难回答的问题。几个世纪以来，尽管科技不断发展和进步，尽管媒体不断宣传健康信息，但是今天支撑身心健康的饮食方式并非完全不同于我们祖先的方式。在深入探索这些细节之前，我们来思考一个问题。这个问题合情合理地解决了这些细节：如果你是一名动物管理员，要照顾一些树袋熊，你会以何种方式来决定它们的饮食？①查阅流行减肥饮食书籍；②进行一次随机的双盲可控试验；③用它们野外进食的食物喂养它们。答案十分明显，那就是方案③。全世界的动物园和野生动物专家使用的也都是这种方式。我们没有进行临床试验来观察树袋熊是如何依靠几块牛羚（也称角马，生活在非洲大草原）肉和几盘桉树叶生存下来的，关于树袋熊的饮食参考书籍很少，因此想要了解动物们的饮食，其出发点应该是它们的天然饮食。

在这一方面，人类也不例外。我们也有自身天然的（原始的）饮食。一些专家最有资格告诉我们这种饮食的信息，我们把这些专家称为古人类学家。他们专门研究石器时代悠久的人类历史。当然，没有人能够准确地说出数万年前人们每日摄入的食物，毕竟准确地记住我们昨日的早餐食物都已困难重重。古人类学家通过研究古人类残存的牙齿化石及其磨损结构，了解当时有何东西可供人们食用，发现我们的祖先或许已经将天然饮食和生活方式进行了拼接组合。在某些方面已经非常明显：石器时代，由于食品加工技术还没有出现，我们的祖先摄取的食物直接源于自然，他们没有摄入加工食品。

在石器时代人们的日常饮食中，将近一半的热量可以认为是源于植物，另一半则源于动物。植物性食物含有的热量要远低于动物性食物。就质量和数量而言，如果人体内一半的热量源于植物性食物，这就意味着你要摄入比动物性食物更多的植物性食物。需要指出的是，现在的肉类不同于石器时代。我们的祖先摄入的动物性食物主要是瘦肉，通常来说，这种肉每份的脂肪含量大约只有 10%，有时会更低。那时没有用泔水喂养猪，没有用谷物喂养牲畜，也没有家庭圈养动物，那时的动物不像现在的动物一样缺乏运动、肌肉松弛（远古动物吃了大量野生的植物性食物，且积极运动）。这些肉类含有的不饱和脂肪酸要比现代大多肉类高，甚至能提供 ω-3 脂肪酸。这类脂肪酸是维持人体健康的必需物质，而人类无法自己生成。那时，没有所谓的咸牛肉，也没有意大利腊肠、熏牛肉、热狗，或许也没有汉堡包，这些肉类加工食物定然不会出现在古代食谱中。现代的羚羊、草养牲畜和野牛肉最接近古代人食用的肉。

框 4-1　来自你自己从来都不知道的事件集

专家们认为，我们旧石器时代的祖先每日消耗纤维素多达 100g，这些纤维素来自大量的植物性食物，以满足他们对体力的高需求。我们知道，他们长途跋涉，但是在途中他们肯定频繁地停下来休息。

基于对天然饮食的认识及大量现代科学知识，我们掌握了摄入植物性食物对自身健康和体重有利的证据。通常，植物性食物与动物性食物相比，富含维生素和矿物质更多，但热量相对较少。迈克尔·波伦所著的《保卫食物：食者的宣言》（*In Defense of Food: An Eater's Manifesto*）一书中，言简意赅地总结了关于健康生活的饮食原则："进食，不宜过多，以植物类为主。"我个人认为，这一建议非常好，但是良好的健康饮食原则也有很多，依据这种原则，我们有更多的饮食选择。它让我们每个人重新掌握饮食的选择权，并将这些选择权最大化，从而让我们喜欢上营养可口的食物，这些食物将会有益于健康。它们不仅刺激我们的感觉器官，而且有助于我们的身体机能良好运行，保持身体强健，促进身体活力等。

经常有人询问我："什么才是最佳饮食？"曾有一位名叫伊丽莎白的女士向我咨询这一问题。她最近正处于更年期，为了避免和家人一样遭受糖尿病和心脏病的折磨，她想要减掉腹部脂肪，同时她也需要对自己得到的不同的减肥建议进行分类整理。伊丽莎白的私人教练每周陪她锻炼 5 日，这位教练一直建议她每日多餐，同时摄入补充蛋白来维持自身的新陈代谢。与此同时，伊丽莎白曾咨询过的一位营养学专家，那位营养学专家建议她延长进食时间间隔，从而全面减少热量摄入，最终减掉多余的 6.8kg。我告诉伊丽莎白，没有办法同时做到这两点，只要合理进食，控制食物成分和分量，那么一个人不管是每日吃六小餐，还是三顿正餐，都会取得成功。

事实上，健康饮食通常包括以下食物：蔬菜、水果、坚果、全谷物等。此外一些饮食习惯（如地中海饮食）还包含鱼类和海产品，而其他饮食习惯（如素食主义饮食）则不包含这些食物。有些（如降低高血压的饮食、预防高血压的饮食，以及预防糖尿病的饮食）包括低脂牛奶和脱脂牛奶，有些则不包括这类牛奶；有些（如地中海饮食、原始饮食、南海滩饮食、索诺马饮食及抗高血压饮食）包含瘦肉；有些（如迪恩·欧尼斯博士的计划和生机饮食）则包含大量纤维素。所有这些饮食都将高度加工的食物排除在外，因为高度加工的食物富含过多的精制淀粉、碳水化合物、反式脂肪、某些饱和脂肪酸和（或）盐。

无论你选择哪种方式，一定可以持续获得最佳膳食。通过这类膳食，你不仅可以减肥，还可以发现健康，获得健康，并保持健康。而实现这一点有多种不同的方法。加拿大魁北克省拉瓦尔大学针对超重的女性做了一项研究，发现两种不同的饮食方式都促使这些女性一年后体重下降，一种是限制脂肪摄入量，另一种是强调摄入更多的水果和蔬菜。最近，波士顿儿童医院的新百伦基金会（New Balance Foundation）肥胖症预防中心的科研人员将低脂指数膳食、低碳水化合物膳食及低血糖指数膳食产生的效果进行比较。他们发现选择低碳水化合物膳食的人士消耗的热量最多，体重也持续下降，但是他们也付出了一定的代价：低碳水化合物膳食增加了应激激素的含量，导致罹患心脏病的可能性增加，其他健康风险增大。

在我看来，地中海饮食最为理想，因为它美味可口，人们很容易坚持这种饮食方式，而且它还强调营养搭配，这有益于降低人体内的胰岛素水平，降低罹患糖尿病的风险，降低人体内炎症。事实上，我们许多人很乐意前往希腊、意大利、西班牙或者法国南部，在那儿花着血汗钱享受美食，而我们这么做不是因为这些美食有益健康，而仅仅是因为这些美食美味可口。最终结果表明，这些美食也有益于我们的身体健康，我们能够在享受美食的同时收获健康，在追求自身健康的过程中感到愉悦，在追求快乐的途中享受健康，在享受食物的同时获得健康，这是最理想的状态。因此，我想说你可以去体验一番，享受用餐的乐趣。

一旦你理解了健康饮食的各个组成部分，你就更加容易培养自己的健康饮食技能。对于初始者而言，要牢记一句至理名言：食品的保质期越长，经常进食这种食物的人的寿命就越短。除了遵循这一原则之外，在每日真正进行各种食物选择时，我们还应该全面关注食物的营养质量。为了避免麻烦，这里有你想要拥有的能力，借助它们你可以建立营养的膳食结构，这种膳食结构会帮助你修正并且保护自身、改善健康、控制体重。

技能：识别良好营养的基本要素

正如人体由很多部分组成一样，人体所需的营养物质也分为各个不同的部分。说到底，每种膳食方式都不同程度地依赖不同种常量营养素和微量营养素。那我们就来讨论一下构成健康饮食的三种营养素。

碳水化合物

食物中大部分营养成分是碳水化合物，也是杂食动物和食草动物最重要的热量来源。每当杂食动物减少碳水化合物的摄入时，他们就会大量减少热量的摄入，但是他们自己通常意识不到这一点（通过将阿特金法饮食同其他饮食方法进行对比，进一步检测研究食物中的热量水平后，阿特金法饮食被证明是限制热量摄入最多的饮食）。但是一些人认为碳水化合物"不利于身体健康"或者会导致体重增加而避免摄入碳水化合物，这就有点像把孩子连同洗澡水一起泼出去。碳水化合物的质量才是真正重要的，毕竟，碳水化合物存在于各种食物之中。

有两种主要的碳水化合物：一种是简单碳水化合物（存在于蔗糖和含糖的包装食物中），人体摄入这类碳水化合物之后，通过快速吸收获取能量，但是能量释放也快；另一种是复合碳水化合物（存在于蔬菜、豆类、坚果和全谷物食物之中），这类碳水化合物为人体提供长时间储藏的能量。这两类碳水化合物都能提供人体体力活动及人体器官运行所需的大量能量。复合碳水化合物食物与简单碳水化合物食物相比，含有更多的营养素。这使复合碳水化合物食物在很大程度上成为一种更为健康、满意的选择。

框 4-2　来自你自己从来都不知道的事件集

糖类满足的临界值（即我们摄入食物时达到自身满足状态的食物数量）高于其他食物。因此，进食简单的碳水化合物食物（如含糖谷物或者饼干），很容易饮食过量，摄入过多热量。

复合碳水化合物富含纤维，这类纤维虽然无法消化吸收，不含热量，但是仍然占据着胃部大量的空间。可溶性纤维（又称黏胶纤维）大量存在于燕麦、大麦、豆类、水果和蔬菜中，因为它减缓了糖类和脂肪进入人体血液的速度，所以它的确是我们最好的朋友。不论摄入多少给定分量的食物（这会防止饮食过量），复合碳水化合物都会增加饱腹感，而且具有促进人体新陈代谢的功效，包括降低血糖和血液内胰岛素水平，降低血脂或者血液内胆固醇水平，以及降低血压。相比较而言，不可溶性纤维存在于麸皮、全谷物、坚果、十字花科蔬菜（如青花菜和甘蓝），以及水果皮和蔬菜皮中，这类纤维通常会让食物顺利地通过人体消化系统。因此这两种纤维都有益于身体健康！

想要证据来证明纤维的力量吗？近期，欧洲癌症与营养前瞻性调查组做了一项研究，涉及 452 717 名男性和女性受试者，经过 12 年研究发现，受试者摄入的纤维量越高，死亡率越低，特别是循环系统疾病、呼吸系统疾病及感染性疾病导致的死亡率越低。纤维摄入量每增加 10g 就会将整体死亡率降低 10%。该调查组下属的另一研究部门发现纤维摄入量最高的人患心脏病的风险较低，在这种情况下，纤维摄入量每增加 10g，患心脏病的风险就可能降低 15%。

全谷物也是复合碳水化合物的食物来源之一，它通常富含纤维，而且含有促进人体健康的油脂、植物化学物质（植物性化合物）、维生素和矿物质。摄入富含全谷物的食物与降低胆固醇指标异常、2 型糖尿病、心脏病、卒中、肥胖症和各类癌症疾病的发病风险存在一定联系。最好每日至少摄入 3 份全谷物食物，这类食物包括苋菜、大麦、糙米、碎小麦、法诺（富含纤维和蛋白质的谷物）、小米、燕麦、藜麦、斯佩耳特小麦（欧洲部分地区一种重要的小麦品种）和全麦。我认为，除极少数情况，所有的谷物摄入都应该源于全谷物（与精制谷物相对而言）。

浅谈控制血糖

近年来，越来越多的人正在关注食物对血糖产生的影响，特别是关注摄入特定食物对餐后血糖水平升高的影响程度。一些人甚至使用血糖指数（GI）和（或）血糖负荷（GL）等概念来指导其饮食选择。选择的好坏取决于他们所运用的方式，就像锤子和锯子，只有人们能够熟练运用这些工具，这些工具才是好工具。

富含精制淀粉和（或）添加糖的食物通常对血糖的影响很大，会导致人体激素水平波动，这种激素变化会引发人体饥饿感和食欲，是一个恶性循环。对血糖影响微弱的食物包括全谷物、豆类、蔬菜和各种水果，进食时摄入完整的瘦蛋白及有益健康的油脂会有截然相反的效果。这类食物有助于保持血糖和相关身体激素（如胰岛素）水平稳定，在控制饥饿的同时也有助于抑制食欲。但是事情棘手之处在于：某些食物（如胡萝卜、苹果、鹰嘴豆、核桃仁、黑豆和草莓）会导致较高的血糖指数和低血糖负荷。虽然考虑到这些所谓的高血糖指数食物的健康性和营养性，但是避免摄入这些食物会引导你走向错误的饮食之路。

我对这一问题的看法是血糖指数就像体重，而血糖负荷就好比BMI。除非你知道一个人的身高，否则就算掌握了她的体重数据也没有多大意义，只有同时掌握了一个人的身高和体重数据，你才能估算出她的体重与身高比，即BMI，这是一个更有意义的衡量标准。血糖指数与血糖负荷的对比也同样如此，针对你正在进食的量来调整血糖指数。因此，尽管胡萝卜的血糖指数相对较高，但其所产生的血糖负荷极低，这是因为摄入1 BUA（谷物、蔬菜、水果的容量单位）胡萝卜可能让血糖升高到建议的血糖指数。

接着，让血糖指数指导你对食物作出更好的选择是很好的，如面包、谷类食品、酱汁和调味品等食物，其营养价值各异。但是总体而言，血糖指数是将大量具有可比性且实际量的各种食物对血糖所产生的影响进行对比得出的，因而是更加实用的衡量标准。从血糖负荷角度来看，公认营养食物产生的血糖负荷较低，这是可以预见的。如果你关注食物的整体营养，并且尽可能选择有益健康、回归自然的天然食物（主要是植物性食物），那么你就无须担心血糖负荷了。

蛋白质

第二类常量营养素是蛋白质，它是保持时间最长、最具饱腹感及提供热量最多的一类物质。这在一定程度上是因为人体消化蛋白质所消耗的时间要比消耗其他常量营养素的时间长。然而，人体所需蛋白质的摄入量存在一定限制，注重高质量的蛋白质食物来源（如鱼、瘦肉、鸡蛋、低脂奶制品、种子类食物和大豆制品）有助于人体产生饱腹感，同时减少产生饱腹感所需摄入的热量，这有助于控制人体重量。在美国，大多数人蛋白质摄入量过多。我们都应该尽量将蛋白质的摄入量保持在最佳区间内，即成年人每日摄入量为每千克体重 0.6～1.0g 蛋白质。对于体重约为 70kg 的普通成年人而言，这可能意味着他每日需要摄入 60g 左右的蛋白质，这相当于 198～226g 肉类或者 3～4 杯熟扁豆可能提供的蛋白质的量。其他食物也提供少量的浓缩蛋白，这些蛋白质都包含在每日的蛋白质摄入总量中。

脂肪

接下来谈一下最后一类常量营养素——脂肪。从历史角度看，在美国文化中，肥胖或脂肪可以说是一个令人厌恶的粗话，你可想而知它令人厌烦的程度。摄入过多的脂肪有害健康，还会增加腰围，这一点是毋庸置疑的。毕竟，1g 碳水化合物或者蛋白质含有 4cal 热量，而与之相比，同等质量的脂肪却含有 9cal 热量。但是，人体的确需要某种膳食脂肪来保持身体机能运行，这其中包括分泌生理激素和构造细胞膜、帮助人体消化吸收、促进脂溶性维生素吸收及保持皮肤健康。然而，所有的膳食脂肪并非生而平等。如单不饱和脂肪酸（存在于橄榄油和菜籽油中）及多不饱和脂肪酸（来自 ω-3 脂肪酸和蔬菜油），这两类脂肪酸都是有益人体健康的。事实上，荷兰瓦赫宁根大学的一项研究发现，具有代谢综合征风险的人群持续 8 周摄入富含饱和脂肪酸的膳食后，他们体内参与炎症过程的基因表达有所增加，而与之相比，那些坚持摄入富含不饱和脂肪酸膳食的人群，其体内抗炎症的基因表达相对增加，同时体内低密度脂蛋白（阻塞动脉的有害物质）也相应减少。

地球上最为健康的脂肪要属 ω-3 脂肪酸，即 EPA（二十碳五烯酸，是一种不饱和脂肪酸）和 DHA（二十二碳六烯酸，俗称脑黄金，是一种不饱和脂肪酸）。这类脂肪酸通常存在于诸如三文鱼、长鳍金枪鱼、鲭鱼、湖鳟鱼、鲱鱼、沙丁鱼和凤尾鱼等鱼类中。核桃仁、亚麻籽、豆腐和菜籽油内含有另一种 ω-3 脂肪酸，名为 α-亚麻酸。摄入 ω-3 脂肪酸会降低人体患心脏病及全身感染的风险，同时这类脂肪酸还对人的认知功能和情绪有益。不幸的是，ω-3 脂肪酸极易受到破坏，人类对其摄入量也正在减少。而饱和脂肪酸和 ω-6 脂肪酸保质期较长，但是它们会加重有害炎症。它们大量存在于加工食品中，因此现代人们对其摄入量正在增加。研究表明，膳食中 ω-6 脂肪酸和 ω-3 脂肪酸的比例在 1∶1 和 4∶1 之间才算达到健康的膳食平衡，但是在普通美国人的膳食结构中，两者的比例为 17∶1。

相比较而言，饱和脂肪酸（存在于肉类和全脂奶制品中）及反式脂肪酸（存在于许多商业性的烘烤食品、休闲食品及油炸食品中）由于能够提升损害健康的低密度脂蛋白水平，从而增加人体患心脏病和卒中的风险而被广为人知。这两类脂肪会恶化隐藏在人体的炎症，增加罹患多种疾病的风险。这就是要限制人体对于饱和脂肪酸的摄入量及清除膳食内的反式脂肪的原因。一谈到脂肪总摄入量，就会立刻分为两大阵营：单不饱和脂肪酸和多不饱和脂肪酸。

数字解读健康饮食：摘要

每日摄入的总热量中不超过 30% 的热量应该来自脂肪（每日总热量中不超过 7% 来自饱和脂肪酸，不超过 1% 来自反式脂肪酸）。

每日摄入的总热量中 45%～60% 的热量应该来自碳水化合物，主要以复合碳水化合物为主。成年人每日的纤维摄入量应该在 25～35g。在每日的谷物摄入量中，至少有 50% 应该来自全谷物。

每日摄入 5～8 份水果和蔬菜，最好选择不同颜色的水果和蔬菜进行膳食搭配，这样你能够获得均衡的植物化学物质。

人体每日所需的热量中 15%～30% 应该来自蛋白质。

每日应该至少摄入 2 份奶制品，最好选择脱脂或者低脂奶制品。建议每日饮水量为 1814g（约 1.87L）左右。建议糖类摄入量（即添加糖）不少于人体所需总热量的 10%。

尽量将自身的盐摄入量控制在 2400mg 以下。如果你的确想喝酒，请保持节制，建议女性每日最多饮酒 1 次，男性每日最多 2 次［建议 1 次饮酒量：啤酒为 340g（约 351ml），红酒为 141g（约 146ml），烈酒为 42.5g（约 44ml）］。

每周进食 3～4 次豆类食物。

每周进食 3～4 次鱼和贝类海鲜。

每周进食不超过 2 顿肉类食物（牛肉、猪肉和羊羔肉）。

每周进食 4～5 次种子类食物。

技能：重塑饮食搭配结构

现在肥胖症流行，人体腰围无时无刻不受到威胁。因此，我们要时刻关注餐盘内的食物，这一点至关重要。这里有一种明智而又好记的方法：餐盘（午餐或晚餐）内 3/4 的空间放入蔬菜、沙拉和全谷物（这 3 种食物按照同等比例搭配，或者蔬菜和沙拉的份额多于全谷物），最后 1/4 的空间留给瘦蛋白（比拳头还小）。为了帮助我们确定膳食中食物的正确搭配比例，2011 年美国农业部用"我的餐盘"这一新的膳食概念（www.choosemyplate.gov）取代了食物指南金字塔。尽管这一新概念没有详细说明确切的食物分量，但是它的确向我们展现了各种食物的健康搭配比例，然而每日蔬菜、水果摄入量标准仅推荐给了 1.5% 的美国人，因此"我的餐盘"这一指南迫切需要推广。

饮食重复没有什么问题。这能够免去选择食物的麻烦，从而简化你的生活。只要它是一种健康的饮食结构，而且能一直满足你的需求，那就可以放心地去享受现有的饮食。要想改善每餐的膳食质量，你可以参考这些健康膳食份额分类指南。从下面各种食物中进行选择，按照下面的膳食搭配指南进行膳食搭配。

蔬菜（占 1/2 餐盘）

选择绿叶蔬菜（如绿叶生菜、菠菜、羽衣甘蓝、散叶甘蓝及芜菁甘蓝）、洋蓟、西葫芦、南瓜、胡萝卜、洋葱、甜椒、蘑菇、茄子及十字花科蔬菜（如青花菜、花菜、甘蓝和球芽甘蓝）。

全谷物或含淀粉的蔬菜（占 1/4 餐盘）

选择糙米、藜麦、大麦、全麦面包、全麦面食或者蒸粗麦粉，或者豌豆、玉米、马铃薯（红薯或赤褐马铃薯）、芜菁或者欧洲防风草（也称欧洲萝卜）。

瘦蛋白（占 1/4 餐盘）

选择一份约 85g 烹制好的鱼、海鲜、鸡肉或者火鸡胸肉（去皮）、猪瘦肉、瘦牛肉、豆腐、大豆、鸡蛋、扁豆、黑豆、芸豆、杏仁、茅屋芝士或者酸奶。

要注意，水果还不包括在饮食餐盘中。因为水果口味甘甜、令人感到饱足（水果水分含量高）及非常有营养，所以是甜点的极佳之选。可以考虑一下甜点，即吃一碗新鲜草莓，一个烤苹果或者烤西柚，把它当作一餐。

热量等式

必须明确指出，热量的确很重要。尽管诸如提莫西·费里斯和加里·陶布斯之类的杰出人物倾向于讨论热量的本质，但我不这么看。从根本上来说，这关乎物理定律、宇宙运行规律，无可否认，不论是现在还是以后，卡路里就是热量，永远都是如此。热量摄入与热量消耗这一对关系对于体重管理非常重要。记得 2010 年占据头条的奶油蛋糕吗？堪萨斯州立大学人类营养学的一位教授对自身进行了一项实验，在这项实验中，他几乎只摄入奶油蛋糕和其他垃圾食品维持生活，体重减掉了 12.5kg 左右。这项计划的关键之处在于，他所摄入的热量少于消耗的热量，这是他减肥成功的原因。当然这不是一种健康的减肥方式，但是却证明了热量的确重要。

因为营养对于人体健康至关重要，所以除了热量的总量，热量的质量也十分重要。由于有益健康的食物有助于我们通过摄入较少的热量而获得饱足感，所以热量的质量也经常影响我们所摄入的热量。谈到食物，我们所使用的计量食物所含热量的单位是千卡（或卡），而欧洲人使用千焦耳，即海平面 1kg 水，温度升高 1℃所需的热量。事实上，如果人体吸收的热量（来自食物）多于通过各种热量消耗（包括基本身体机能或身体活动）后的热量，那么超出的热量就会转化为身体脂肪。但是人们也会对此感到困惑不解，两个人摄入同等量的热量，保持相同的锻炼习惯，得到的结果却不一样，一个人会体重增加，另一个人却没有。由此，人们就会说："看，热量平衡不是真的那么重要！"但是，与最终体重相关的是每个人新陈代谢的效率，新陈代谢是人体消耗热量的一种机制，因此足够维持你自身体重的热量总量也许不同于和你同样身高、体重的邻居所需的热量总量。

所以用来自食物的热量去讨论热量是否为卡路里是错误的。最好这么来问：现如今什么类型的食物在增加你的身体能量，增强健康的同时，还能进一步帮你提升未来健康水平？答案是：这种食物不是奶油蛋糕。另一种说法就是：如何才能获得可抵御疾病，让人身心愉悦，并提供适量热量的食物？请继续阅读，你会从中发现问题的答案。

框 4-3　来自你自己从来都不知道的事件集

　　许多研究表明，我们这一次进食的食物会影响下一次进食的食物，会对人体血糖产生影响。鉴于摄入可溶性纤维会减弱你体内的血糖反应，如果你早餐吃一顿富含可溶性纤维的燕麦麦片，你的身体对午餐食物的血糖反应就会减弱。这可能是你过去所不知道的。所以无论你怎么看待它，都是一种双赢。

技能：控制饮食份额

　　现在，你知道将体重保持在最佳范围，对人体健康至关重要，而这需要恰当地平衡从食物中获得的热量与身体活动所消耗的热量。当然，这意味着控制能量平衡等式两边的热量很重要。在现代社会，尽管进行了高强度锻炼，人们还是很容易就会摄入比人体消耗量更多的热量。因此，必须进行份额控制（又称热量控制）。你甚至可能没有意识到数十年来，方便食品和餐馆菜肴分量的增加程度。我们正生活在一个供应给我们特大号食品的时代，这在一定程度上是因为我们想要有一种物有所值的感觉。因此，我们面临着这样一种情况，英式松饼、百吉饼做得如门挡大小，汉堡包的大小如孩童戴的棒球手套一般，各种软饮料的大小做得如小型的洒水壶一般。这些情况还在发展，许多人正在从每日的食物中摄入许多额外的热量，然而他们通常没有意识到这一点，这毫不令人感到吃惊。

　　实验室内已经无数次再现了这种效果。例如，宾夕法尼亚州立大学的研究人员邀请了 32 名成年人做了一项为期 3 周的研究。研究人员在研究中让这些参与者在可控环境下连续 2 日进食主食，然而为每个人提供的食物和饮料的分量在 50%～100%。某一日，在这些参与者饮食分量增加 50% 后，他们摄入的热量增加了 16%。而在饮食分量增加 1 倍后，参与者摄入的热量增加了 26%。一个关键的信息就是，不论我们是否意识到需要进食，我们通常都会摄入摆放在面前的食物或者酒水饮料。在我们了解这一点之前，它会成为一种根深蒂固的习惯。基于这些发现和我们面临的特大号食品的生活方式，现在是时候来学习一下关于食物合理分量的课程。

（1）食物（类型）：全谷物。

食用分量：1片全麦面包或者另一种全谷物面包、1/2杯煮熟的全谷物或者面食、1杯全谷物麦片。

实际（分量）参考：1块全谷物百吉饼、饼干或者英式松饼（1个冰球大小）；1杯麦片或爆米花（1个棒球大小）；1/2杯全谷物面食、米饭或者蒸粗麦粉（1个电灯泡大小）；1块华夫饼干或者煎饼（1张光盘大小）。

（2）食物（类型）：水果。

食用分量：1块中等大小的新鲜水果、1/2杯罐装的煮熟的水果或者切块状水果、1/4杯（或者28g）干果。

实际（分量）参考：1个中等大小苹果或者橘子（1个网球大小）；1/2杯草莓或者葡萄（1个灯泡大小）；28g干果（包括葡萄干）。

（3）食物（类型）：蔬菜。

食用分量：1杯熟的或者生的蔬菜、1杯蔬菜沙拉、1个小的烤马铃薯。

实际（分量）参考：1个小马铃薯或者红薯（1个鼠标大小）；1杯煮熟的或者生蔬菜、绿叶蔬菜（1个棒球大小）。

（4）食物（类型）：奶制品和鸡蛋。

食用分量：1杯牛奶或酸奶、42.5g硬质奶酪、1/2杯乳清干酪或者茅屋芝士、1个鸡蛋。

实际（分量）参考：1杯牛奶或酸奶（1个棒球大小）；42.5g硬质奶酪（3块骰子大小）；1/2杯乳清干酪或者茅屋芝士或冻酸奶（1个灯泡大小）。

（5）食物（类型）：肉类、鱼类或者家禽。

食用分量：85g烹制食物。

实际（分量）参考：85g烹制的牛排或鸡肉（1副扑克牌大小）；85g烹制的鱼肉（1本支票簿大小）。

（6）食物（类型）：种子类食物。

食用分量：42.5g（1/4杯）种子类食物、2汤匙花生黄油或者另一种坚果黄油。

实际（分量）参考：1/4杯杏仁或者其他坚果（1个高尔夫球大小）；2汤匙坚果黄油（大拇指尖大小2块）。

（7）食物（类型）：豆类和豆荚。

食用分量：1/2 杯煮熟的豆类、扁豆或者豌豆；2 汤匙鹰嘴豆泥。

实际（分量）参考：1/2 杯煮熟的豆类或豆荚（1 个灯泡大小）；2 汤匙鹰嘴豆泥（1 个高尔夫球大小）。

（8）食物（类型）：油类和脂肪。

食用分量：1 汤匙黄油、人造黄油或沙拉酱。

实际（分量）参考：1 汤匙黄油、人造黄油或沙拉酱（1 副扑克筹码大小）。

了解了塑造自我的饮食搭配方式，知道了正确的菜品食用分量，你就掌握了准备和搭配健康膳食所必需的知识。

一份正确使用餐叉的菜单

以下是 3 日的健康饮食搭配参考方案。

第 1 日

早餐：1 杯原味燕麦配上 1 汤匙切好的、煮熟的核桃仁；1 茶匙红糖或者肉桂，1 杯混合草莓汁；咖啡或茶配上脱脂牛奶。

午餐：金枪鱼配番茄沙拉（不用蛋黄酱，而用第戎芥末和脱脂原味酸奶制作而成）；5 个全谷物饼干。

晚餐：烤鸡配皮塔饼，并伴以焦糖洋葱和番茄干；沙拉配黄瓜、番茄、红皮洋葱和希腊黑色橄榄；烤苹果甜点。

第 2 日

早餐：1 杯全谷物燕麦配 1/2 杯脱脂牛奶；1 个橙子或 1 根香蕉；咖啡或茶配上脱脂牛奶。

午餐：菠菜沙拉配扁豆、羊乳酪、核桃仁[①]。

晚餐：鲜蔬沙拉配烤三文鱼、熟藜麦、煎西葫芦；新鲜水果或水果沙拉甜点。

第 3 日

早餐：2 个双面煎蛋；1 片全谷物吐司抹上一些斯马尔百伦（Smart Balance，美国一家食品公司）系列黄油；1 杯新鲜草莓汁；咖啡或茶配上脱脂牛奶。

---

① 食谱见第八章。

午餐：第戎鸡肉沙拉；5 块皮塔饼片。
晚餐：香蒜酱虾[①]；蔬菜沙拉；新鲜草莓甜点。

技能：增加自身的饱腹感

控制自身摄入过多食物的最佳方式是提高摄入食物的质量。正如众多加工食品热量较为集中一样，热量密度高的食物很难让人拥有饱腹感，但是却很容易让人摄入过多热量。相反，热量密度低的食物热量较为分散，从中摄入较少的热量就能获得饱腹感。这与热量密度高的食物所产生的效果相反，而且这也对人体有益。

你也应该进食"饱足指数"高的食物，这类食物能够给人体提供较高的满足感和饱腹感，同时寻找一些蛋白质含量高、水含量高（如葡萄或者其他水果）、血糖负荷小（如餐后血糖指数缓慢升高）的食物。我们通过摄入这些食物也能快速获得饱腹感，这些食物通常是较为天然的，而且不含人工调味剂、添加剂，也未添加大量糖和（或）盐。还有一种好的策略是首先进食绿叶蔬菜沙拉及低热量调味品或者肉汤，以此来刺激你的食欲，减少摄入主食。

技能：考虑饮品

通过反复研究发现，人们无法轻而易举地通过少吃食物来弥补从饮料中摄入的热量。饮料通常含有过量的热量，所以你应该注意你所摄入的饮料。这并不意味着你应该总是喝不含热量的饮料，而是应该培养一种习惯，即从营养或者健康的角度考虑饮料能带给我们的益处。

作为成年人，人体中众多的液体摄入应该来自水、苏打水和其他无热量饮品。水是人体含量最多的物质，占成年人体重的 60% 左右，也是膳食的重要组成部分。我们的身体由于无法储存水，因此需要不断地补充水分，以此来弥补我们因为流汗、呼吸、排尿及其他身体机能所消耗的水分。这

---

① 食谱见第八章。

意味着，我们应该每日至少喝 8 杯水，天气炎热、锻炼或进行体育活动时应该摄入更多的水分。如果不喜欢白水的口味，你可以加少许的柑橘类水果、一些黄瓜片或者一点儿 100%纯果汁。

接下来就是饮品选择的次序问题，其层次依次为茶、咖啡，最后是脱脂牛奶。茶和咖啡都含有抗氧化剂和咖啡因，适量饮用有益于身体健康，而脱脂牛奶、杏仁牛奶和豆奶都含有钙。研究表明，绿茶中含有的表没食子儿茶素没食子酸酯（EGCG）是一种强抗氧化剂，它能保护人体健康。除此之外，绿茶中的咖啡因能够提升人体新陈代谢速度（人体热量消耗能力提升 10%～20%，而且持续时间长达 2 小时），促进人体脂肪燃烧。因此，绿茶这种饮品值得饮用！接下来，是包括 100%纯果汁在内的低层次饮料。果汁的确含有维生素，一杯橙汁没有包含橙子中所有的纤维，不仅如此，果汁还含有极高的热量。在我们的饮品等级层次中，碳酸饮料排在最后一位，这是因为从营养学角度来说，碳酸饮料别无益处，只能为人体提供热量和糖。无糖碳酸饮料（或减肥碳酸饮料）相对较好，但是请记住，尽管它不含热量，但是也没有营养价值。

你应该对摄入的液体热量加以辨别，如果一种饮品没有营养或者无益于健康的话，你要再三考虑是否饮用这种饮品。减少从饮品中摄入热量会让你更容易减掉多余的体重。事实上，美国马里兰州巴尔地摩市约翰·霍普金斯大学彭博公共卫生学院的一项研究发现，成年人只需每日减少摄入含糖饮料以减少摄入的热量，而不用改变膳食中的其他食物，他们在 6 个月内也能减轻体重，因此这是一种简单的减肥方式。

摄入还是不摄入补充剂，这是一个问题

近年来，补充剂有助于人体健康，或者至少说对人体无害这一观点已遭到反驳。一系列临床试验率先驳斥了上述观点，从而进一步证明摄入大剂量的精选营养物没有益处，还有可能损害身体健康。紧接着，一些研究证明服用复合维生素与其所产生的不良后果之间有一定的联系，特别是与女性群体乳腺癌发病率较高之间存在联系。由于我们从来没有掌握明确而又有力的证据证实补充剂带来的益处，因此哪怕掌握一点儿补充剂可能带来潜在危害的信息都足以有力反驳定期使用复合维生素这一行为。我不再服用这些复合维生素，也不再向父

母推荐服用复合维生素。

对于复合维生素可能损害身体的最合理解释与我所认为的"营养噪声"有关，设想一下，一位是摇滚乐队出色的电吉他手，一位是爵士乐队出色的萨克斯管乐手，还有一位是交响乐团顶尖的大提琴演奏家，这三个人要同时演奏各自的代表曲目，那么这次音乐大杂烩最终只会变成噪声，让人失望。生产商在组合搭配富含维生素的补充剂时，已经选择好了补充剂的剂量、配制品及营养素的种类，他们还将这些营养素从天然食物中提取出来。如果各种营养素组合的方式错误，它们可能会相互冲突，而且这种营养混合的方式也会对人体产生危害。

混淆视听的是，最近一项关于补充剂的研究以正面的方式强烈地吸引了人们的关注，美国进行了一项随机的、不知情的安慰剂对照干预研究，有 15 000 名左右的美国男性科学家参与其中。研究发现，每日补充复合维生素与癌症患病率下降了 8%有一定关联。这在统计学上是显著相关，即使显著性不高。

我认为，是否补充复合维生素应该因人而论，病人应该与医生商量讨论后作出决定。例如，如果我的病人严重缺乏营养素或者饮食习惯不好，我会根据他们自身的情况推荐他们补充复合维生素。补充复合维生素可能会降低 8%的癌症患病率，这似乎意义重大，但是如果你能够积极锻炼、保持良好的饮食习惯、不吸烟，那么你罹患各类慢性病的风险就会降低 80%，这一点是补充复合维生素无法比拟的。因此，健康的生活方式总是胜过每日补充复合维生素。

预防疾病注意事项

- 从复合碳水化合物、瘦蛋白和健康脂肪这些各类常量营养素中作出正确选择。
- 通过正确的食物比例来构建健康膳食，即 1/2 为蔬菜，1/4 为全谷物或者淀粉类蔬菜，另外 1/4 为瘦蛋白。
- 控制食物分量，避免突然饮食过量。
- 通过进食水果和蔬菜之类低热量的健康食物来获得饱足感。
- 特别注意不要饮用含有热量的饮品，除非这类饮品具有大量的营养价值。

第五章

关注餐桌

挑战：在现代世界，功能多样、高度加工的食品开始泛滥，这要求我们自觉地为摄入良好饮食而竭诚努力。

正确回应：培养自我选择食物和改善个人环境的意识，自然而然地构建良好饮食结构。

相关技能：确定情感在饮食习惯中的作用；找到无须食物来满足情感性需要的方式；进食前采取一种正确的心态；改善个人环境，从而更易达到饮食健康；践行感知饮食的艺术；进食时避免分心。

当你认为食物是提供生活食粮、提供能量、养育自身、给予快乐及更多需求的来源时，我们竟然对自身使用食物的方式如此毫不顾虑，真是令人惊异！设想一下，如果你在橱柜里要找一种药，而你却不知道药是什么成分，或者说你不知道它会对你产生何种作用，那么你可能就不会服下这种药，对吗？不知为何，我们大多数对待食物的态度却并非如此。

诚然，对于真正的食物，如水果、蔬菜、全谷物、坚果、豆类、奶制品和精致蛋白，我们会不假思索地摄入。但是，说到包装食品，我们通常对其内部物质并不了解，为什么不经调查就进食这些食品呢？我们通常对于无关紧要的事更为挑剔。而食物构建了我们的身体，促进了我们孩子的成长，它就像燃料一样，维持着我们各个关键机能的运行。我们却对它不怎么挑剔。我们每个人与食物之间有着强大而又亲密的联系。如果你不愿意与偶然遇到的人分享你的经历，那么你也没有理由分享食物。毕竟，食物确实成了你的一部分。你的身体运用食物构建自身的细胞。的确，从美国文化来看，你真的，绝对地，甚至还有点疯狂地成了由你摄入的食物所构建的人。

　　但愿，这会引发你内心的思考，即对食物的思考，而且你要重新思考饮食。思考摄入的食物及进食的时间和分量的意义。让饮食成为一种有意识的抉择，而非随机性行为或者默认行为，其意义同样重大。为了实现这一点，你要进一步了解选择的食物，还要更加了解进食的动机。

　　毕竟，饥饿仅仅是众多进食原因中的一个。食物在我们的生活中扮演着无数角色，它可能是我们的朋友或者敌人，可能是给我们的一种奖赏或者惩罚，是快乐、苦痛、慰藉、愧疚或其他。人们通常因为各种理由而选择进食，这些理由与养育孩子、获取食粮或者提供能量毫无关系。人们进食的目的通常包括排解烦闷或孤独，抚平疲惫或郁闷，或者只是为了庆祝。而有时人们进食，没有特别的原因，只是因为有食物放在那儿。

　　如果你不仅思考进食的食物，而且考虑进食背后的动机，那么你要有能力发现哪些值得保留在"有价值清单"上（值得进食），而哪些不值得。当然，真正饥饿时确实有必要进食。但是为了情感上的原因而进食也许就不值得了。问题在于，通过饮食你并不能根除某种情感动机并解决问题。例如，如果你是为了消除沮丧感而进食，那么你只是带走了食物，但是沮丧感会依然存在。形成给予愉悦和舒适感（或者食物一直带给你的任何感觉）的其他源泉十分重要，因此你不需要过度进食。

　　从某种程度上来说，我们都是习惯性的生物，而且食物会成为一种支撑物、一种消遣之事、一剂镇静剂或是一种改变情绪的物质。首先，它成功地发挥了自身的这一作用，这正是因为进食能够在短期内从心理和生理的角度平复不愉快的情绪。在你专注于品味和体验所吃食物的感官质量时，它能分散你对困扰之事的注意力。另外，摄入你视为美食的食物，确实能够激活你大脑的兴奋中枢，让你感觉兴奋，或者至少感觉很好，但是在一些情况下，也会让你想要摄入更多的食物，减轻身体的压力反应。位于美国旧金山的加利福尼亚大学的一项研究发现，慢性压力不仅会显著增加多脂类或含糖类休闲食物的适口性，而且当人们处于压力状态时，摄入休闲食物会通过降低释放压力素的下丘脑-垂体-肾上腺（简称 HPA）轴的活性来减缓身体对于压力的反应。

技能：确定情感在饮食习惯中的作用

一周的饮食日记能够显示出你的饮食结构，而且它对于发现饮食背后的情感因素尤为有益。除了记录你全天摄入的食物和饮品（包括实际摄入量），随时记录进食时间、环境、进食时进行的其他事项、参与者、进餐时的感受及有关进餐体验的任何相关情况。这会帮助你发现除了真正感到饥饿之外，进食、摄入饮品或者进食背后的诱发因素。

下面的研究会给你更大的鼓励。研究已经发现，在人们通过记录下每日摄入的食物和饮品，持续对自身的饮食模式进行自我监管时，即使在像暑假这样的肥胖高风险期，他们成功减肥的可能性都很大，而且芝加哥伊利诺伊大学的研究人员还发现，在为期12个月的减肥干预期间，那些努力坚持记录饮食日记的超重女性减重的可能性超过同龄人群。这在一定程度上可能是因为记录摄入的每口食物和饮品，会让你产生警觉，对饮食进行三思：你是否正在作出健康选择，你需要某种特殊食物或者饮品的愿望有多强烈，你对于这些食物真正的需求有多少。换句话说，它会帮你培养一种更加自觉、审慎的饮食方式。坚持记录饮食日记也会帮助你发现隐藏在食物（如酱油、涂抹的调味品、调料及小吃）和饮品中的潜在脂肪。除此之外，它能帮助你判定一段时间内改善饮食习惯所取得的进步（如需饮食日记样本，请参考附录A）。

无论你是否已经具有，或者学到，或者发现正在养成的情感性饮食习惯，即每次感到沮丧时，你的一个家庭成员会进行应激性咀嚼或者递给你一块饼干，这是一种不健康的、毫无建设性的习惯，它会让你产生放纵、失控及体重增加所导致的愧疚或者羞愧感。从神经递质层面来看，不健康的饮食甚至会导致情绪不稳。这是一种双重（或者三重）否定！

一位叫金姆的病人的经历证明了这一观点，当时她42岁，每当她一个人感到难受时，她总会进食。一日的艰辛忙碌也成为她吃甜点的理由。工作上的压力需要靠糖果进行排解。和丈夫发生争吵成为她吃薯条的借口。我和金姆讨论了她的情绪性饮食，并提醒她"她才是自己的管理者"。告诉她事情的真相是我的职责，剩下的就由她自己决定了。因此我指出，如果感到沮丧时，在阳光下进食最终会使心情更糟，这没有任何意义！在她感到沮丧时为了得到自我安慰，她会做些让心情更加沉重的事情，而且这会让她自己内心的沮丧感持续更久，从而导致了负面的连锁反应。金姆现如今改变了自己的方式，每当忍不住要进行情绪性饮食时，她会停下来想一想 1 个小时后会有怎样的感觉。她也会通过随身携带健康食物来加强自己的决心。通过思考进食后会如何改变自我心情的方式，金姆发现，与其吃了甜甜圈后感到更加沮丧，还不如直接克服沮丧情绪。这是她自己的顿悟，只不过在她获得这种顿悟之时，我碰巧在她身旁。

技能：找到除食物之外来满足情感性需要的方式

许多人本能地知道他们是否会因为情感因素有进食倾向，但有些人没有意识到驱使他们进食的动机。如果运用饮食日记，确定诱发进食的情感因素并准确描述自身真实感受，然后把这些因素联系起来，人们就能够开始直接处理自身潜在的情感需要，而不是不假思索地进食。如果为了身心愉悦而过度依赖食物，那么我们可以扪心自问一下：还有什么事情能够带给我快乐？我还能将哪些产生快乐和喜悦之事融入生活，从而减少对食物的依赖呢？那么，我们所面临的挑战，便是在感到心情不佳时，找到更为健康的方式来满足自身的这些情感需求。

例如，如果你感到紧张时，最好试一下用三管齐下的方式正面解决这一问题。首先，不要设想最坏的情况，因为这只会放大自己的压力，因此要改正自身负面的、非理性的想法，如仅仅因为自己犯了错误而不断自我暗示："我搞砸了这个项目。""现在我绝对无法升职了。"这并不意味着过失无法弥补，也不意味着你自身的职业发展潜力早已命中注定而无法改变。其次，如果压力源于你能够改变的某种处境，那么快速地进入问题解决模式，如修改搞砸的工作报告或者消除与朋友之间的误会（如果你无法改善这一处境，那就试着从中吸取教训，尽自己最大的努力向前推进）。最后，试着在一个安静的地方如山岗或沙滩进行锻炼、深呼吸、进行渐进式的肌肉放松活动（通过这种方式，从头到脚放松肌肉）来缓解自身的生理应激反应。短暂休息以呼吸新鲜空气或者通过体育活动消除部分紧张情绪，这会有助于缓解压力。

框 5-1　来自你自己从来都不知道的事件集

如果在经过一番努力让自己心情愉悦后，再吃巧克力饼干，你可能会摄入得很少。英国塞萨克斯大学的研究人员发现，在别人递来巧克力饼干之前，如果人们处于一种正面情绪或者中性情绪中，如看一部喜剧电影片段时所表现出的正面情绪，那么这些带有正面情绪的人比其他人少吃 3 块巧克力饼干。这也许是因为心情愉悦足够令人满足了。

如果内心感到失落或焦急，那么锻炼就是一种改善心情、减缓焦虑的有效方式。杜克大学医学中心的研究人员发现，患有严重抑郁症的人群定期进行锻炼（要么有人监督，要么在家），一年后，他们锻炼所取得的效果和那些服用抗抑郁药的人群的效果相似。与此同时，杜克大学的另一项研究发现，定期锻炼的人群抑郁症复发的可能性较小。另外，佐治亚大学于 2012 年的一项研究发现，患有广泛性焦虑症的女性每周进行 2 次耐力训练或有氧运动，6 周后，她们自身的焦虑症状可减轻 60%。这确实是一种强效药（如果自己无法独立摆脱抑郁或者焦虑情绪的控制，要让你的医生引起注意）。

在感到厌倦时，如果你总是摄入食物，那么不妨找些其他你感兴趣的事情做，或者尝试用一种愉悦的心情处理烦心事，或许可以尝试听听音乐，观看一场生动的脱口秀节目。你也可以试着在一个无法得到食物的地方完成单调、枯燥的任务。如果你经常在空闲时间感到无聊，想一想你能够通过何种方式将更有趣、更刺激的活动融入你的生活：试着培养一种新的爱好，如做慈善机构志愿者，加入读书会或者远足俱乐部，或者学一门感兴趣的课程。你也可以在冰箱门上贴上你喜欢的事情的清单（也许是整理相册，也许是读一本非常有趣的书，也许是写诗，也许是和孩子们做手工）。这样的话，下次你感到百无聊赖并将手伸向小吃时，你就会想到你喜欢的其他解决方式。如果你要依靠进食来缓解内心的孤独，那么许多类似的活动都能帮助你减轻这种感觉。如果由于孤独而有一种迫切需要进食的感觉，那么请走出充满食物的环境，找到一种方式让自己在人群中待上一段时间。例如，可以在早上或下午在公园散步，或者晚上在书店看书，或者给老朋友打个电话，然后一起喝上一杯热茶舒缓一下心情。

框 5-2　来自你自己从来都不知道的事件集

　　因为情绪性原因而无法抵挡食物的诱惑时，你最好选择那些令自己满意而且富有营养的食物。这些食物包含富含纤维的碳水化合物，如全谷物、蔬菜、水果、豆类和种子类食物，它们带给你的好处是让你身体的胰岛素、皮质醇和关键的神经递质水平保持平衡，对情绪产生影响。而这种平衡能够帮助你恢复平静。

技能：进食前采取一种正确的心态

　　你的期望值、态度或心态会影响你用餐后的满足感，而这并不都是你的想法。如果你期望特定的一餐能获得饱足感，那么它更有可能使你更有饱腹感（即使你所摄入的食物热量相对较低）。耶鲁大学的研究人员做了一项研究，他们让 46 名参与人员分别在两种不同的情况下摄入热量值为 380cal 的奶昔，第一种情况是参与者被告知这是一杯"超量的"奶昔，热量值为 620cal，另一种情况是参与者被告知这是一杯"适量的"奶昔，热量值仅为 140cal。研究人员首先测量了参与者血液中起到刺激饥饿感的生长素在基线时的水平，要求这些参与者在喝完奶昔后，看着带有误导性商标的奶昔，并对其进行评价。那些进食"超量的"奶昔的参与者在摄入奶昔后，生长素要比那些认为他们自己摄入了"适量的"奶昔的参与者下降的幅度大。参与者的饱足感同他们是否相信自己摄入奶昔是"超量的"还是"适量的"一致，这一点也不令人吃惊。

　　这一现象同不论你是否高兴都要微笑的研究相似，这种有意识地显露出真诚微笑的行为（这就是我们所说的"杜乡式微笑"，它涉及你的嘴和眼睛），会通过唤起内心愉快的感觉（生理记忆）来引发你大脑内真实的快乐之感。

　　你也能够有意识地唤起过去健康饮食的正面记忆，以此来让自己重复这种健康的饮食行为。如果你不喜欢吃抱子甘蓝，但是脑海里浮现出这样一种画面：度假时，你和朋友们一起吃着抱子甘蓝，那么你以后进食这类食物的可能性会更大。事实上，英国伯明翰大学的研究人员发现，人们受到激励而唤起摄入蔬菜的正面记忆后，他们摄入这些蔬菜的可能性才更大，而且在之后的进餐过程中，他们比那些受到激励而唤起与食物无关记忆的人群进餐分量多 70%。

技能：改善个人环境从而更易达到饮食健康

如果你有被"视野进食"吸引的倾向，而且仅仅因为面前摆有食物而进食，那么就让食物淡出你的视野，这能够帮助你避免进食，帮助你管住嘴。这是有意识控制饮食的重要一步。在你家冰箱和食品储藏柜里储满健康食物，如果你不得不在家里储备薯片、饼干等垃圾食品，请把这些食物放在最上面的柜子里，这样你就看不到也够不到它们。把一包小胡萝卜放在冰箱的前面或中间位置，或者摆一碗克莱门氏小柑橘（柑橘与酸柑杂交的品种），或在餐桌上甚至是你的书桌上摆放苹果。这种方式让你随手可以得到营养丰富且热量低的食物，从而使这种"视野进食"的减肥方式对你奏效。

如果你拥有辨别、购买和准备更佳食物，以及锻炼味蕾而钟爱更加健康的食物的技能，那么在进食前，你更能注意到要进食的食物，这成了食物选择的一部分，减轻了你自身的负担。精选食物会帮助你摄入少量热量而获得饱足感，也会帮助你保持情绪稳定，因此你一开始就不会情绪化地去吃东西。我们可以这样想一下：数千年前，我们的祖先拥有了情感，在这之后，他们可能出于情感原因而想要进食。但是他们和我们所处的食物环境不同，这种环境不会加剧超重或者健康问题。通过运用技能重塑个人的食物环境，我们这样既不需要对食物持续关注或警惕，也能形成健康饮食习惯。

上班时带些小吃，如新鲜水果、坚果、抹上杏仁黄油的糙米饼、低脂酸奶、草莓、豌豆和鹰嘴豆泥等，这些小吃能够帮助你抵制住自动贩卖机、同事的糖果罐及附近快餐店或便利店内的食物对你产生的诱惑（没错，坚果虽然热量高，但是它们的饱足指数也高，也就是说，摄入相对少量的坚果就能让你获得并且保持自身的饱足感，因此摄入这些食物的确会帮助你减少整体的热量摄入量）。如果你知道某种食物能够诱导你过量摄入的话，不要在家或办公室放置这种食物。如果你确实想吃，请在摄入健康分量之后停止进食，并将其放置在一边。按照这些步骤进行下去，不需要借助自身的意志力，你就可以轻而易举地作出健康的饮食抉择，究其原因，在于你自身所处的环境会为你安排好一切。你会习惯这些选择，开始更加喜欢它们。渐渐地，你会习惯不吃别人向你推荐的一些不健康的食物，而这些食物过去你觉得没有问题。

技能：践行感知饮食的艺术

在你的生活中寻找一些无意识的饮食模式（在几乎没有意识到的情况下发生手对嘴接触），然后终结这些模式吧！扪心自问：工作期间，你经常拿别人桌上的糖果吃吗？你经常吃掉自己孩子餐盘里的剩饭吗？你是否还有其他不经意的小举动出现在你摄入热量的活动中？如果你与众人一样，那么回答可能就是肯定的。如果你有在自动驾驶设备上进食的习惯，那么改变这一习惯的一个关键点在于除旧布新，建立一种新的饮食模式来取代旧的饮食模式。例如，当从糖果盘边走过时，立即把手放入口袋中；在吃掉孩子餐盘里的剩饭之前，立即把它们打包或者扔掉。

打破这种循环，有助于改变自身所处的环境。当你因情绪紧张或者不知所措而在桌前吃得津津有味的时候，不妨将能够帮助你放松的事物放在附近，可以是你所爱之人的相片，也可以是你喜欢的音乐，还可以是可操控的压力球，抑或是一种你最喜欢的气味（如香薰蜡烛或者香水）。当你日复一日地逐渐养成如下习惯以放松自己，或坐在办公桌前吃薯片，或晚饭后坐在电视机前吃冰淇淋，你的大脑总会分泌大量刺激情绪的神经递质——多巴胺（大脑化学物）以资鼓励。这种多巴胺令人愉悦，为维持奖励循环奠定了坚实基础。大脑会极力鼓励你重复这种行为，以致你的愉快中枢一次次点亮，就像纽约时代广场新年前夜时那般璀璨夺目。

要想打破这种根深蒂固的奖赏行为循环，你需要改变日常模式。如果一日紧张的工作后，在回家的路上你经常抓着一块饼干、一个汉堡或一杯奶昔，那么你可以尝试放一张能够帮助你减压的CD。事实上，美国斯坦福大学的研究人员发现，听音乐会有力调节参与奖赏过程的中脑边缘的构造活动，中脑边缘的构造也与分泌多巴胺有关。或者你可以换一条回家的路，在农产品摊位前驻足，然后挑一些鲜花或者农产品。如果你工作一日后真的饥饿难耐，打包好健康的小吃，然后在回家的途中尽情地享用。如果不是很饿的话，你可以牵着狗遛会儿弯或者和朋友、家人悠闲地骑着自行车，这些都可以帮你释放压力。为了在桌前更加专注，你可以把这些饭菜摆在餐盘里，然后从炉火边端到餐桌上。通过这种方式，你可以避免仅仅因为自己可以够得着的缘故而进食更多食物。为了拿到其他食物，你必须起身，这一举动会让你在迫切想要摄入更多食物时思虑再三。在进餐期间，注意细嚼慢咽，可以偶尔停顿一下，但是要将食物嚼烂。这有助于你在进食每一口的间隙放下餐叉，然后关注身体传递出的饱足感信号。比起关注饭后真正的饱足，我们应该采取的是一种更加有效的方式，那就是八分饱理念，即在你感到有 80% 的饱腹感时停止进食，这是冲绳文化所遵循的一种理念。

除此之外，美国华盛顿大学开展的研究发现，做瑜伽能够帮助人们控制体重。这不是因为体内的热量在身心实践过程中得到燃烧，而是因为瑜伽能培养自身的专注力，包括与饮食相关的生理感觉和心理动机的客观意识。简而言之，定期练习瑜伽会形成一种心态，这种心态会在你真正饥饿时帮助你进食，在你饱腹时让你停止进食，在你没有感到迫切需要进食时，提升你对轻度饥饿的忍耐力。

技能：进食时避免分心

通常，进食期间注意力越分散，你摄入的食物可能就越多。这是因为在你分心时，就不会注意到自己吃多少食物，也不会注意到自身饱足感正在传递停止进食的信号。此外，包括灯光和噪声水平等各种微妙的环境因素会让你沉溺于食物之中。布瑞恩·万辛克博士是我在康奈尔大学的同事，也是《无意识饮食》（*Mindless Eating*）一书的作者，他曾提出："我们大多数人都没有意识到是什么影响了我们的食物摄入量。我们都认为自己聪明绝顶，不会被包装、灯光或是餐盘这些因素所愚弄。这就是无意识饮食变得如此危险的原因所在。我们几乎从未意识到，但是这一切在我们身上上演了。"

例如，研究表明，快餐店明亮的灯光具有刺激效应，会让你的进食速度比正常速度快，让你的进食量多于正常量。与此同时，一些研究显示，进餐时如果音乐绕梁，那么食物的摄入量要比鸦雀无声或是仅仅相互交谈时摄入得多。某种迹象表明，尤其是在播放响亮而又快节奏的音乐的环境下，人们通常会增加食物和饮品的摄入量，这是因为这种快节奏感会加快人们的进餐速度，最终导致人们摄入更多的食物。

谈到看电视，这个问题不完全像我们想的那样。当然，看电视时人们通常会久坐不动，这导致积极运动的时间减少，人们认为久坐看电视是诱发肥胖症的主要原因，因此看电视通常遭到人们的指责。但是对于体重，特别是对饮食行为的影响，久坐不动只是其中的一个原因。看电视会让你想吃零食，这在一定程度上要归咎于垃圾食品、碳酸饮料和其他不健康食品的广告（这是暗示力量的一大表现）。在电视机前毫无顾忌地吃着东西，嚼得津津有味，很容易让你忽视你到底吃了多少，因为你一次又一次地忽视了身体传递出的你已经吃饱了的信号。

其实办法非常简单：进餐时不要看电视。如果看电视的时候你想吃零食，那就摄入适量的健康食物，如苹果片、蔬菜沙拉或全麦片，然后停止进食。如果在看电视节目的时候迫切想要咀嚼食物，那可以嚼一嚼无糖口香糖。或者在看电视时，可以做一下针线活、叠衣服或者做其他手工活，不要让双手闲下来。

关注餐桌的一系列步骤很简单，而且这些步骤和我们将在其他章节读到的技能和策略有许多重合之处。总体而言，出于你自身健康和长寿的考虑，这些技能会帮助你更好地使用餐叉。你可以从摄入的食物中获得乐趣，更深入地去寻找满足情感需要的新方法，选择更适合的食物。这是一种积极的协同效应。

预防疾病注意事项

- 通过做另外一些让你感到平静或兴奋的事，以此来弄清在不借助食物的情况下满足自身情感需要的方式。
- 摄入食物前进入一种正确的心理状态，而且期望通过摄入适量的食物使自身得到满足。
- 通过储备健康食物的方式改变自身的食物环境，自然而然地，你会更加容易地摄入健康的饮食。
- 更加有意识地培养饮食艺术，充分体验和享受食物。
- 进食时努力避免分心，这样的话，你能够全身心地享受食物。

|第六章|
味蕾修复

挑战：现代食物供应体系影响我们所需的食物，这意味着我们的味蕾要不断适应那些不利于自身健康的食物，并对这类食物产生依赖。

正确回应：反复训练，修复自身的味觉偏好，进而摄入对自身有益的食物。

相关技能：从饮食中清除糖和盐的隐形来源；进行多重味觉体验；控制自身味蕾渴求；关注特定感官饱足感。

谈到餐盘中的食物，则无法适用"近之则不逊"这句名言。相反，熟悉感是饮食偏好中的决定因素，也是一种强效剂。我们通常喜欢自己熟悉的事物。从文化层面来看，这一点是很明显的，墨西哥人因为在成长过程中一直接触辛辣食物，所以逐渐开始喜欢吃这类食物，而因纽特人则喜欢吃海豹肉。从遗传学的角度来说，我们之间的相似性要多于差异性，但是文化能够改变我们对熟悉事物的看法，并因此改变我们的喜好。不幸的是，如今美国食品供应中很多常见的食物都不是最健康的。一些人认为，正是对甜食的喜好让他们陷入了麻烦，但实际上是我们从现代饮食中摄入了过多的糖、盐和脂肪，而饮食中本不应该有过量的这些物质，是我们自己为食品提供了曾经难以获得的丰富成分。

从前，我们对饮食的渴望是有意义的。在旧石器时代，宝宝在1岁以前能够获得的唯一的甜食就是母乳（含乳糖，发甜），之后是水果和蜂蜜。这些都能够为人体快速提供高质量养料。对这些食物的渴求致使人们发现了母乳，后来人们又发现了水果并为了蜂蜜而同蜜蜂搏斗，这一切都是为了获取更好的食物。

这些原则也同样运用到了盐和脂肪上。在过去，要想直接从来自自然界的食物中找到过量的盐是很困难的。自然界众多食物中，钾的含量丰富，而钠的含量相对较低。因此在过去人们渴望盐也是合乎情理的。然而，美国 CDC 表示，美国众多民众目前每日平均盐摄入量高达 3300mg，这还不包括就餐时额外添加的盐，这表明他们的盐摄入量过多。换个角度说，盐的推荐摄入量为每日 1500～2400mg。盐很大程度上来自你可能不会怀疑的食物，如面包和面包卷、谷类早餐、比萨、处理过的新鲜家禽肉、汤及诸如此类的食物。

将现代的牛肉和羚羊肉进行比较，看看哪种肉最接近我们祖先摄入的肉类。从牛肉中摄入的热量可能有 35% 来自脂肪，而从羚羊肉中摄入的热量仅有 7% 源于脂肪。在旧石器时代，脂肪是一种珍贵的能量来源，但是要想得到并非易事。所以过去人们渴求脂肪也是合理的。同时，对各种食物的渴求有助于确保祖先们满足自身营养需求。

步入现代后，情况已截然不同。由于我们的祖先当时为了生存渴求甘甜、味咸、脂肪多的调料，作为他们的后代，我们如今仍然倾向于渴求摄入这些调料，这无可厚非。与此同时，现代食物的供应，使我们对于这些味道的渴望已经恣意横行。如果我们的味蕾整日感受糖和盐的刺激，那么味蕾就会失敏。因此，我们需要品尝越来越多的口味以保持对甜味或咸味的敏感度。

更糟糕的是，许多食品行业的企业通常采用小组座谈的方式，有时还借助脑部扫描来确定如何生产食物，这一切只是为了让人们不得不吃他们所生产的食物。因此，菲多利公司在其乐事薯片的广告中告诉我们"美味无极限，乐事停不住！"时，你可能没有意识到这家公司已经成功在望。大卫·凯斯勒是我的朋友兼同事，同时也是美国食品和药品管理局前局长，他在《饮食过量的终结》（*The End of Overeating*）中写道："为了确定一种理想的混合属性，食品行业成立了一些食品品尝小组，通过这种方式让消费者和专家对特定产品的优劣进行品评。业内将这种方法称为'指纹识别'，而且这一方法过去通常用于查明消费者可接受的食物成分及其搭配比例。"

在 2005 年的一份披露报道中，《芝加哥论坛报》（*Chicago Tribune*）的数位记者针对垃圾食品的诱惑度及食品生产企业资本化运作垃圾食品的程度进行了调查。调查中，记者们针对世界最畅销的饼干奥利奥的持久吸引力进行了详细调查，这一食品是世界知名的卡夫公司生产的。然而卡夫公司的官方发言人却坚称该公司"没有开展所谓的'旨在令消费者对我们公司任何产品产生依赖性'的研究"，《芝加哥论坛报》对烟草法律文件进行调查研究发现，"事实上，自卡夫食品公司和美国菲利普·莫里斯公司于 20 年前进行企业合并后，两家公司针对进一步提高食物和香烟的吸引力倾注了大量研发心血"。其他潜在的阴谋暂且不谈，重点在于，研究人员和生产商对于如何将糖、脂肪、盐和其他食品中的化学物质进行最佳搭配，从而使人们对垃圾食品上瘾的方式心知肚明。

考虑到一些人天生偏爱甜食，而有些人喜欢咸一点儿的食物，生产商通常会尝试击中顾客要害（甜食者的"糖罐"），也就是从食物口味、质地和口感等角度，使他们的产品在最大限度内吸引最多数量的顾客。正如凯斯勒博士所强调的那样，"奖赏性食物往往得到强化，意味着人们将会不断回购更多食物"，加工食品生产商正是仰仗于此。他们就是要利用当我们手握他们生产的诱人食物时无法自控的弱点来获利。这个现实也表明了我们所处的现代世界的健康饮食面临着隐秘挑战。

近年来，越来越多的证据表明，在持怀疑态度的人看来，某些食物会劫持我们大脑的奖励系统，其方式与可卡因、海洛因或其他使人上瘾的毒品（劫持方式）类似。一些运用功能磁共振成像（fMRI）和正电子发射断层显影（PET）技术的研究已表明，食物上瘾人群在路过或摄入甜食、咸食或者油腻食物时，其大脑内的愉快中枢就会像弹球机一般点亮，而且与非食物上瘾人士相比，他们大脑的愉快中枢保持愉快状态的时间更长。这些使大脑兴奋的活动激活并诱发了人们强烈的渴望，这种渴望会让人们进食更多的美食。

口味偏好之事实

不论怎样，我们的饮食方式很大程度上是受社会环境影响形成的。胎儿在母亲子宫内时，母亲摄入食物的味道通过脐带传递给胎儿，胎儿就开始培养对某些食物的兴趣。在婴儿降生后，母乳会传递母亲膳食中的食物味道，这也会影响婴儿在发育期的味觉。从幼儿期开始，父母和看护人在幼儿饮食偏好的形成过程中扮演着重要角色，他们让幼儿接触新的食物，舍弃某些食物，以塑造饮食习惯。如果幼儿的父母饮食习惯不佳，那么幼儿很可能在此影响下形成不良的饮食习惯。之后，在青少年时期，我们逐渐和朋友们一起外出闯荡，同龄人的影响也开始发挥作用。

通过对加工食品中的浓郁口味的判断，你也许会认为只有 2 种基础口味，但事实上有 5 种口味，即甜、酸、咸、苦、鲜（辣不是口味，而是一种痛觉）。我们中的许多人天生就偏爱甜食和咸食，很少选择其他食物。但从营养角度来说，地球上许多健康的食物本就味苦（如羽衣甘蓝、菠菜和茄子）、味酸（如柚子、猕猴桃和原味酸奶）或者味鲜（如鱼类、蘑菇、豆腐和绿茶）。

从某种程度上来说，人的口味偏好是固定的。有人喜欢球花甘蓝，也许你认为它太苦了，这是因为你们两个人身体内的基因和感觉器官不同。这些基因和感觉器官或多或少会让你对苦味敏感。事实上，一些人继承了令感觉器官对苦味极度敏感的基因，这会让他们摄入苦味食物的可能性降低。由于这些人拥有与大多数人相比更为强烈的味觉体验，特别是苦味、辛辣或鲜味，因此这些人通常被称为"超级味觉者"，但是人们体内的基因无法解释这一现象。个人口味偏好也受到环境、社会及情感因素的影响。芬兰赫尔辛基大学针对 663 对女性双胞胎进行了一项研究，最终结果表明，有一半左右的双胞胎对甜食的偏好受到基因的影响，而另一半受到独特的环境因素影响。

人们通常天生偏好甜食、咸食及鲜美的食物，而抵触苦味和酸味的食物，但是这些固有的偏好可以通过不断的体验而改变，这一点你稍后就会看到。我们文化中存在的一大问题就是，人们通常把甜食和舒适愉悦的感觉联系在一起，而且正如我们目前知道的一样，甜味会自然而然地刺激你的食欲，咸食同样如此。相反，苦味和涩味往往会抑制人的食欲。大量摄入糖和盐是完全没有必要的，但是我们为什么要摄入含糖量高于冰淇淋配料的意大利面酱或者色拉酱调料？又或者我们为什么要摄入钠含量高于薯片或者椒盐脆饼的早餐麦片呢？没有充分的理由能够说明这一点，但这就是我们所处的现实，让我们相应地丧失对糖和盐的敏感度。

技能：从饮食中清除糖和盐的隐形来源

　　当然，我们的确需要在膳食中添加钠、脂肪和一点儿鲜味，加工食品中已经富含这些物质，这就意味着我们大多数人需要解决的问题就是避免摄入过多。好消息是，你可以避免这种情况，让自身味蕾恢复到以往的合理状态。通过减少接触加工食品，可以逆转"堕落"过程，恢复自身味蕾，也会开始喜欢上更加有益健康的食物。你的味蕾会不断调整以适应口味阈值的降低，也会对低盐、低糖和低脂肪饮食满意。久而久之，你过去进食的一小撮甜食或咸食，现在尝起来也许会感到太甜或者太咸。

　　研究表明，人们在一段时间内坚持低钠膳食后，能形成对低盐食物的偏好。美国艾奥瓦州自 20 世纪 80 年代中期开始对女性健康研究的一些报告显示，（参与研究的）女性在数月间改变饮食习惯，转而进食植物性、低脂肪的饮食，事实上她们已经开始厌恶自己在研究初始阶段喜欢的加工食品和快餐食品。在这些变化发生后，你就知道你的味蕾已经开始恢复了。

　　有可能你自身已经体验过或者在家中目睹过这种变化所带来的影响。人们吸收的饱和脂肪酸的主要来源从全脂牛奶过渡到极为健康的脱脂牛奶时，人们一开始发现脱脂牛奶喝起来就好像掺了水的牛奶一般，甚至觉得像洗碗水一样淡而无味。但是如果他们持续 2 周坚持摄入脱脂牛奶，那么他们的口味通常也会发生改变。如果在更长的时间内持续摄入脱脂牛奶，而后再品尝全脂牛奶，他们会感到全脂牛奶口味过于浓厚。我在 20 多年的临床实践中一直对包括成年人和儿童在内的病人进行这种转变方式的研究，其结果也是极为一致的。总体而言，这种方法是为了进食更为健康的食物而作出的渐进性的改变。例如，在你逐渐用混合谷物代替精制谷物后，再向全谷物转变就变得轻而易举。因此，你下次做饭时，试着将 1/3 的糙米和 2/3 的精白米搭配混合，久而久之，你会逐渐以一种自我感觉适应的比例来调整这两种米之间的搭配比例，最终直到你完全摄入糙米为止。

　　你也能自制意大利面酱或色拉酱调料，或是选择含有少量甜食的膳食来减少糖的摄入量。请记住，糖和钠暗藏在最不可能含有这些物质的食物中。你如果学会有效阅读食物标签（具体参见第七章），那么就能够发现暗含糖和钠的食物。这些食物或在你意料之中或在你意料之外。毕竟，糖在各种食物标签上的别名各异，有的叫蔗糖，有的叫果糖，也有的叫玉米糖浆，还有的叫浓缩甘蔗汁，诸如此类（请牢记：通常被视为带有健康光环的龙舌兰糖浆含有大量的果糖，在健康益处方面所起的作用，即便是有也是微乎其微的）。除了关注食品营养标注栏上列出的总体糖含量，你也要调查食品的成分表，从而考虑糖（或者其各种变化形式）在成分表中的占比程度。糖在成分表中占比越高，就表明该食品含糖量就越高。同时还应避免摄入钠含量超过 5%每日摄入量（DV）的包装食品。如果你只是为了防止面食粘在一起的话，无须在烹制面食前往沸水锅中加盐。

如果你一直摄入健康食物，那么你会减少自身味蕾每日浸润于糖、盐和食用化学品的时间。这种行为上的变化一定会导致你拥有更强的味觉敏感度，也就是说你自身的味蕾最终会对少糖、少盐的食物感到满足，并且开始偏好这类食物。不久，你可能也会偏好低糖的甜点。

技能：为味蕾开拓新视野

无论你天生倾向于哪些口味，随着年龄的渐长，你可能会喜欢其他某些特定的口味。因为数十年来你的味蕾通常变得不太敏感，所以你会尽可能的享受曾经一度尝起来味道过重、过苦或过涩的食物，如抱子甘蓝、羽衣甘蓝、橄榄、卷心菜、芜菁甘蓝、咖啡及啤酒等。不同的食物提供的营养素各不相同（量也不同），因此在摄入更加多样化的膳食后，你才更可能满足自身的身体所需。拥有了开放的思维，也许你会开始渴望摄入辅以少量低钠酱油来清炒的欧洲防风草或芜菁甘蓝（而不是炸薯条），大蘑菇汉堡（而非牛肉汉堡），或是肉桂水煮梨甜点（而非冰淇淋）。

如果你尽力说服自己喜欢内心不喜欢的食物，这就会对你产生作用。如果你知道羽衣甘蓝含有纤维、维生素 A、维生素 C、维生素 K、钙、铁及促进人体健康的生物化学物质，而且你知道这些都对身体有益，那么你就会更加激励自己去尝试并且喜欢它。如果你将自己真心喜欢的食物和不是特别喜欢的食物进行搭配，这也会对自身产生作用。因此如果你对于甜菜一无所知（或者真心讨厌甜菜），但是你确实喜欢蓝纹奶酪和核桃仁，你可以试着在菠菜沙拉中同时加入这两种食物进行搭配。同样，如果你不喜欢豆腐，而喜欢沙拉或者炒菜，那你可以试着在你最喜欢的任意一种食物中添加一些碎豆腐。一些研究人员把这种方式称为"口味互鉴"或者"辅味"。这种方式真的有效，它能帮助孩子学着去喜欢和接受各类蔬菜，而且它对成年人也同样有效。

你也可以在苦味或酸味食物中加入少许柑橘、柠檬或者酸橙汁、调味醋、大蒜、香草（如百里香、茴香及迷迭香）或是调味料（姜、咖喱粉、辣椒粉及肉豆蔻），然后再吃一小口添加了辅料的苦味或酸味食物。试着辅以些许橄榄油和少量精制香草，或试着清炒羽衣甘蓝辅以少许香醋提味。如果你不喜欢茄子，试着将它加入由鹰嘴豆、烤番茄块和小茴香烩制而成的炖汤中。当然还有原味酸奶，试着加入新鲜草莓和少许香草精。不论采用熟食还是生食、烤制或是蒸制的方式，你都可以让其口味产生惊人的变化。如果不喜欢吃蒸青花菜或花菜，你可以试一下进食时配上味道浓厚的芥末酱，或是加一点儿橄榄油和迷迭香将其烤制，然后再去享受食物所散发的焦糖味。特别是像炙烤、烧烤和烘烤这些烹制技艺，通常能够让苦味蔬菜中的天然糖分散发出来。

事实上，培养对于某些食物的喜好可能需要反复地接触这类食物，因此请保持耐心。美国费城莫奈尔化学感官中心的研究发现，人们每日摄入一次又苦又甜的饮品，坚持 1 周后，他们最终对于这类饮品的喜爱度要比最初时高 68%。一旦你试过好几次，不熟悉的食物就会变得熟悉；渐渐地，这些食物也会自然而然地成为你饮食的一部分。

技能：控制自身味蕾渴求

框 6-1　来自你自己从来都不知道的事件集

食物恐新症是著名的儿童心理现象，在他们接受一种新的口味之前，需要尝试 10～15 次，但是对于成年人而言，这一过程所需的时间通常相当短。

　　关于人的渴望有两种流行的思想学派。第一种学派认为，人应该屈服于内心的渴望，因为这些渴望在告知身体所需的某种物质。第二种学派认为，人应该抵制内心的渴望，因为这些渴望完全是由心而生的。在我个人看来，尽管在现代，人内心的各种渴望与过去曾拥有的不同，但是这两种理论在一定程度上都是对的。渴望可以是由心而生的，特别是渴望从食物中而非他处获得愉悦、舒适或者满足感。这与自身身体所需毫无关系，而与你的内心和情绪密切相关。实际问题在于，不论是对甜食还是对咸食的渴望，过度陷入自身的渴望会把我们引向食物，这些食物会让我们背离改善健康和控制体重之路。更糟糕的情况是，它很可能会让我们在努力改善健康方面明显地走弯路。

　　我有一位病人，名叫海伦，她把自己称作食物上瘾者。海伦拥有强烈的食欲，这一点毋庸置疑，而且大多数时候是对于甜食的渴望，但有时是对于淀粉类食物或者咸食的渴望。在她感到郁闷、沮丧或者压抑时，食物就开始呼喊她的名字，这时她通常就会对食物产生渴望。她的渴望也会被其自身所处的环境诱发。例如，海伦携好友步入糖果店时，尽管她原本不打算购买或者进食，但到头来还是会改变主意。

　　海伦告诉我，她发现好几次自己处在这种情形之中，对食物的渴望控制了自己，这让她绝望不堪，让她不得不进食计划之外的食物。毫无例外，抑制食欲每次都以失败而告终，这也使得她的内疚与悔恨之情久久挥之不去。令人讽刺的是，屈服于自身的渴望完全是为了获得自身的愉悦与满足。但是如果最终获得的整体愉悦感反而少了，那么这一策略就是十分错误的。但问题是，在欲望产生的那一刻，去考虑未来甚至是当下的影响是很难的。

　　那么最佳的策略首先是抑制内心的渴望，其次是在渴望确实产生时找到驱散渴望的方法，最后是进行自我训练让我们对自身真正想要进食的食物产生渴望感（有时，管理内心的渴望需要寻找到除了食物之外能够带来满足感的事物，这样你的愉悦指数不再如此依赖于你所摄入的食物或者饮品。想要了解更多内容，可参见第五章）。首先，如果你饮食规律，也就是说每3～4小时摄入健康均衡的膳食或者小吃，那么你自身的饥饿感就会一直得到良好的控制，你受到诱惑而推动自身渴望的可能性就会降低。如果这些渴望的确产生，那么试着耐心等待渴望消失。多数渴望会在 10～15

分钟消散，因此如果你能够在这段时间将自身注意力转移到其他令你投入的活动上，如呼朋唤友、闲庭漫步或是醉心游戏，那么在你沉溺其中之前，这一渴望可能会完全消失。英国埃克塞特大学的研究发现，对于长期摄入巧克力的人群，快走 15 分钟能帮助他们减少对巧克力的强烈欲望。如果你不得不屈服于自身对于食物的渴望，那么少量进食，然后耐心等待。美国康奈尔大学的研究人员近期发现，只要放纵感一直保持，那么为了内心的愉悦而进食的这种享乐式的渴望可以通过进食少量可口的食物而得到满足，进而通常在 15 分钟之后渴望消失。

恢复自身的味蕾后，你会发现自己可以借助更少的食物或者更佳的选择来满足自身的渴望。在你开始渴望甜食时，试着摄入含糖量高的天然食物，如水果，或者吃一种带有相反口味的食物来停止对甜食的渴望，也许是半个柚子或者是一个酸味的或苦味的橘子（如塞维利亚柑橘），或者切换到解腻的口味（如浓味薄荷）。如果对甜味的渴望一直持续的话，可以稍微"放纵"一下你自己，吃一块含有 60%及以上可可粉的黑巧克力，或是一根果汁冰糕，但千万不要吃冰淇淋，并专注其中。同样地，如果你馋咸味，那么你不妨试试味噌汤或者全谷物薯片，而不是用普通食物来满足自己的这种渴望。

技能：关注感官特异性饱腹感

摄入各类食物可以保持你对饮食的兴趣，但是在一餐中食物种类太多事实上会刺激食欲，而且会导致饮食过量。这是建立在"感官特异性饱腹感"基础上的，这个术语你可能从未听说过，但是其中的理念你也许熟悉。例如，一顿大餐接近尾声时你有多少次还有吃甜点的胃口？你可能会觉得吃太饱，多一口都吃不下，但是甜点上来时，你却突然期望再吃几口。这与胃口大小无关，却与感官特异性饱腹感有关，在这种趋势下，你会感到饱腹，并对特定口味的食物失去兴趣，但是在食物的口味和感官特性（结构、气味、口感等）变化时却还能继续进食。特别是我们经常有额外的胃口吃甜食，这是因为它具有促使我们达到最大饱足感所需的最高阈值。

通常，如果仅仅为了达到对每类食物和口味的满足，那么你尝过的食物和口味越多，可能你吃的就越多，这就是避免在一餐中运用太多种味道来过度刺激自身味蕾和食欲的重要原因。你可以尝试将一餐中的食物口味限制在几种，这样在摄入适量食物后，你自身感到满足的可能性更大，并且在摄入适量食物后停止进食。如果你喜欢品尝各种不同口味的食物，最好分散在几餐或几日进行品尝，不要集中在一日的几道菜中。其目的在于慢慢品尝各种口味，而不是一次品尝完所有的口味，否则会导致相反的结果，即你的食欲变大的同时，你的肚子也会变大。

毕竟，当你一次品尝多种口味时，你的大脑不会对你说："够了！别吃了！"大脑对多种口味的反应速度不会像你品尝一两种口味那么快。当人们将自身注意力从一种口味转换到另一种口味时，注意力分散的因素就会发挥作用。在英国利物浦大学进行的一项实验中，研究人员让33名受试者自己选择一份甜味或咸味的爆米花。第一种情境是，他们得到允许可以随意地摄入爆米花。第二种情境是，他们不时遭到打断而且要求去评价他们正在吃的爆米花。第三种和第四种情境是，受试者被打断，并在恢复继续进食爆米花前，要求去品尝并且评价另一种和爆米花味道相似或味道不同的食物。整体上来看，受试者在品尝其他食物后，摄入的爆米花数量要比不摄入其他食物的人多近 3 倍，这表明感官多样性的引入和对注意力的分散可以导致研究人员所说的"饱足感的进程"迟滞。

在我的临床实践中，我向数百位迫切想减肥的病人提出建议。每次他们想要节食减肥，即使减掉了一些体重，但最终还是会反弹回来（而且有时反弹得更严重），这时他们将其自身的饥饿感及渴望感驱使过度了。他们不知道如何进行口味的自我管理，从而抑制自身的食欲，然后通过摄入较少的食物获得饱腹感。我建议他们策略性地运用口味，限制一餐中所包含的口味类型，创造和摄入这类膳食，这会促使他们的大脑和胃部产生饱腹感，并快速消除欲望。作出这些改变会帮助人们坚持更健康的选择，防止味蕾受到过度刺激，还可以更加有效地管理自身体重。这些效果最后会迎合每个人的口味。

预防疾病注意事项
- 饮食中避免多余的糖和盐，这样味蕾就不会对这类物质如此渴望。

- 让味蕾接触新的、健康的味道，其方式是将新的食物同你喜欢的口味相结合。
- 学会抑制或控制自身欲望，其方式是定期摄入健康膳食，产生欲望时转移注意力或用冲突性、清淡的口味取代。
- 一餐内限制口味选项，这样就不会过度刺激食欲。

第七章
选购更加健康的食物

挑战：可以这么说，在过去，食物的选择通常限定于可食用的纯天然物质，即那些我们既可以辨认又能够叫出名字的东西。现在，面对近 80 万种食物供应，其中包含美国超市里通常供应的 5 万种食物，我们都不够懂行，也不够博学，因此我们无法完全辨认健康食物与不健康食物。

正确回应：学会从超市货架上的物品中作出更好的选择。

相关技能：提升食物品质；在你的食品储藏室和冰箱里储备健康主食；学会有效辨认食品营养标签；寻找获得高营养的方法；培养孩子懂得营养学。

如果手边没有合适的食材，就无法在家制作健康膳食。如果想在家吃到营养健康的食物，首先要在超市选购好食材。然而由于众多原因，很多人感觉购买食材很难。我在耶鲁大学格里芬预防研究中心的研究团队研究发现，人们害怕购物是因为购物花费时间，统筹搭配很难，以及人们拥有的饮食习惯和选择健康食物的期望之间存在差异或人们根本不知道该如何协调习惯与期望。除此之外，许多超市规模超大，让人无所适从。有一种流行的说法，就是营养价值越高的食物，费用越高，这一点有时是真的，但不全是如此。然而这一观点深入人心，而且很多时候阻碍人们作出更好的选择。因此人们会坚持固有的采购习惯，继续购买自己熟悉的食品。

不幸的是，做广告越频繁的食物越会成为消费者最熟悉的食物，这些食物对成年人和孩子都有吸引力。这一倾向使得大型食品公司愿意支付高额的费用将产品广告投放到人们视线所及的最佳位置，并且这种情况愈演愈烈。正如房地产经纪人说的那样：地段！地段！地段！让事情变得更加糟糕的是，食品包装上的宣传声明中有一些很有意义，但是大部分却并非如此。虽然从法律的角度来说，食品标签上的信息不可能全是谎言，但是它们当然可以被编写成正面信息，由此将某一特定产品的负面的、具有疑问的属性模糊化处理，以至于人们很难辨认哪些信息是真的，哪些是假的。很多时候，人们索性停止对这类信息追根溯源。

我的妻子凯瑟琳可以证实这一点。她在法国南部长大，从母亲和阿姨那里学会了美味的地中海式法国料理。她14岁的时候来到了美国，在加利福尼亚大学伯克利分校完成了自己的硕士学位，然后在普利斯顿大学攻读神经系统科学博士学位。她是卡茨家真正的聪明人！没错儿，我承认这一点。在20多年的婚姻生活中，凯瑟琳已经掌握了我所知的关于营养的一切知识。我们有5个孩子，而且自从生了第3个孩子以后，凯瑟琳将大部分时间投入到家庭，包括为我们一家7口购物和做饭。这并不简单，特别是要符合我的营养标准。

除她之外，很难再找到这么精明的购物达人。我还记得有一次凯瑟琳从超市回家，带着各种不同的面包，十分气愤和沮丧。她看到我，说："如果你想要这些食物中最营养的，你自己挑出来吧！第一种面包含有最多的纤维但是钠含量最高。这算是好还是坏呢？我无法分辨。第二种面包钠含量较少，纤维含量适中，但果糖玉米糖浆含量高。第三种面包没有添加糖，有适量的纤维，而且其中的钠含量不影响人体健康，但是其包装正面写着'零反式脂肪'，在成分表中插入部分显示它含有部分氢化油。第四种面包是一种多谷物面包，其中含有的纤维最少，因此我不确定是否是真的全谷物面包。哪一种面包最好？你知道吗？"

面对一个神经科学家无法挑选出一种健康的面包这一情景，我产生一种想法，并且积极着手召集由营养和公共卫生领域的顶尖专家组成的多学科特殊小组。我想让他们将自身的专业知识做成一款任何人都可以使用的营养指导系统。2003年，我尝试让美国卫生与公众服务部和其他联邦机构去承担这一组织责任。几年后，这一想法还没得到资助，我向格里芬医院（耶鲁大学附属医院）请求资金和管理上的支持，格里芬医院是一家非营利性质的社区医院，也是我们耶鲁大学预防研究中心校外实验室的所在地。

在接下来的2年里，这个由顶尖科学家组成的团队帮助人们避开食物营销的"陷阱",使人们能够迅速选择营养食物。没有产业纠葛,也不会涉及政治问题。这个杰出团队拥有的仅是对创建有效服务大众系统的集体热情。我们一起开发了一种名为"全面营养质量指数"的算法。它是基于食物的营养密度对食物进行评分。营养值评分系统是这种营养算法的代名词,类似于营养的 GPS。目前这一系统已经对 10 万多种食物进行了评分。它可确保使用这一系统的用户绝对不会在超市感到迷茫或者不知所措。你正好可以在商品所在的货架标签上发现这些分数,而且不需要多长时间就能弄清楚超市内几乎所有食品在营养价值上的巨大差异(一些人会在当地的杂货店直接使用营养值分数;其他人也许不会,但是学会这些知识会让你知道某一分数范围内可选择的食物类型)。

营养值评分系统将包装食物和新鲜食物(如农产品和肉)等各类食物按照 1~100 分进行排列,分值越大表示食物的营养值越高。这一评分系统将 30 多种营养物质和营养因素计算在内,包括能量密度、纤维含量、食物量、蛋白质的含量和质量、糖含量、脂肪含量和质量、维生素和矿物质,以及食物对人体血糖的影响。基于这些考虑,营养值数值范围内分数越高,表明食物更加有益健康,而且能帮助你在摄入较少食物时获得饱腹感。就像你比较价格一样,可以在考虑整体营养质量的基础上将一种食物的整体营养质量与另一种同类食物或相反类型的食物进行比较。

薯片、椒盐卷饼、芝士泡芙和爆米花这些含盐小吃对你自身的健康并不是很好,而全谷物、有益健康的油和含些许盐的小吃对你的健康更有益一些。具体来说,这类食物的营养值分数在 10~60 分,这一范围很大。这也同样适用于饼干、面包、麦片、意大利面酱、沙拉酱、酸奶、小饼干等。就像你可能预计的那样,沙拉酱和意大利面酱获得的分数是水果和蔬菜在营养值评分系统中获得的分数的几分之一,它可能不会像下列情况让人震惊,那就是青花菜、菠菜、蓝莓和草莓的分数都是 100 分,原味脱脂希腊酸奶也是 100 分。宝氏碎麦一勺装原味麦片、树莓(红色)和达能奥克斯原味脱脂希腊酸奶的营养值分数都为 91 分,这也会令你感到吃惊。也许最令你吃惊的是同类食物的分数各种各样,这通常是由细微的因素造成的。例如,普通花生酱的分数要比减脂花生酱高,这是因为后者含有添加糖和盐。就面包而言,你会预料到阿诺德乡村全麦白面包的分数会比培珀莉农场燕麦切片面包低，但是事实正好相反，阿诺德乡村全麦白面包的营养值分数为 39 分，而培珀莉农场燕麦切片面包则为 18 分，这是因为前者含有更多的纤维、维生素 D 和钙，以及较少的钠和总热量，而且无饱和脂肪酸。另一个让人惊奇的事情是，亨兹精装意大利番茄酱的营养值分数为 51 分，而乐果清淡意大利罗勒番茄酱的营养值分数为 32 分。这是因为后者含有添加糖而分数值下降，而前者由于有 ω-3 脂肪酸而获此分数。请参照附表 B 以获得更多食物的营养值分数信息。

营养值评分系统除了帮助你选择更健康的食物，还能帮助你在最重要的领域改善自身健康状态。2011 年，哈佛大学公共卫生学院发布了一项研究结果，研究人员跟踪记录了 1986～2006 年，超过 10 万人的饮食数据和健康状况。他们发现，坚持摄入整体营养质量指数最高的食物的受试者患包括心脏病和糖尿病在内的慢性病的风险较低，在 20 年内因任何缘故死亡的风险也更低。整体营养质量指数是营养值评分系统的基础。使用这一系统也能让许多人在不改变任何生活方式的情况下减肥。

目前，营养值评分系统在美国近 1700 家超市都可以使用。如果你使用这一系统，你就拥有了购买健康食物的捷径。如果你无法使用营养值评分系统，你就必须充当自己的营养侦探，继续阅读本书来学习其中的方法。无论哪种情况，你都会想要拥有这些技能，以帮助你尽可能高效自主地安排购物时间。

技能：采购各类食物

在美国文化中，很多人认为健康食物通常口感不佳，因此存在这样一种主流观点：如果食物口感、口味俱佳，实则不利于自身健康，反之亦然。坦白来说，这种观点是不对的。地球上一些美味之至的食物同时也是最为健康的食物。黑巧克力就可以证明我们所爱的食物也会反赐予我们爱！最新的研究表明，黑巧克力除了富含抗氧化剂之外，如果摄入量适中，还会改善人体血小板功能和血管内皮功能，以及血管调节血液流动的方式，同时也能缓解人体氧化应激和炎症症状，从而促进人体心血管健康。因此，我们需要克服自身持有的这种偏见，养成一种习惯，挑选既能促进自身健康又能刺激味蕾的食物。

挑选食物的第一步，就是在各类食物中优化自身选择，这样你就能挑选到美味而又营养丰富的食物，这类食物会让你在饱腹的同时摄入较少的热量。的确，如果你想控制自身摄入的食物数量，那么在不忍饥挨饿的情况下，实现这一目标的最佳办法就是提升食物质量。提升食物质量的关键在于，通过摄入自身所含热量低、营养物质丰富和成分健康（如水、纤维和蛋白质）的食物来获得饱腹感。

幸运的是，有大量符合这一标准的食物可供选择，它们包括光谱内的各色（光谱内颜色主要有 7 种，分别为红、橙、黄、绿、蓝、靛、紫）水果和蔬菜。这些色调鲜亮的水果和蔬菜所含的鲜艳色素含有丰富的能促进人体健康的营养物质。例如，威斯康星大学的研究发现，与野生白萝卜相比，胡萝卜含有更多保护人体健康的 β-胡萝卜素，而这一差异源于胡萝卜自身的遗传变异及固有的色素。这类产生彩虹 7 色的复合物称为植物化学物，而且这类化学物对人体健康具有一系列广泛的益处，如它们自身具有强效的抗氧化性和抗炎症等特性。研究表明，摄入较多的植物化学物不仅能够降低包括心脏病、糖尿病和某些癌症在内的许多慢性病的患病风险，也能够增强人体的免疫力。

以下为食物品种采购选择的实例，最好选择甘薯而非氧化的马铃薯，选择菠菜或者芝麻菜而非卷心莴苣。与普通培根相比，瘦培根更佳。全麦意大利面要比白面条健康。糙米含有促进人体健康的麸皮，有更多的营养物质，所以糙米要比精米好，而且全谷物制的玉米粉圆饼要比精白面粉制的营养价值高。在甜点方面，黑巧克力要比牛奶巧克力健康（因为黑巧克力所含的可可粉浓度更高，含有较少的糖和"坏的"饱和脂肪酸，而且还含有较多有益的抗氧化剂）。

在任何一类食物中，特定的食品在其营养性及热量含量方面会表现出巨大的差异，因此要想作出明智的选择，你要留心食物中包含的细节。毕竟，面包有的富含纤维，有的纤维含量低，还有许多添加糖或盐，有些则不然。就好像牛奶一样，牛奶可以富含脂肪（比如全脂牛奶），可以是减脂牛奶（含有 2% 的奶脂），也可以是低脂牛奶（含有 1% 的奶脂），或者是脱脂牛奶（不含有脂肪）。肉类也是如此，肉类可以富含脂肪，也可以是瘦肉或者精瘦肉。就像取用动物腰部或者腰部周围的红肉一样，一般来说，鸡肉或者火鸡之类的白肉脂肪和热量含量较低。在选择碎肉时，寻找"精瘦肉"。谈到熟食肉，火鸡胸肉、低钠瘦火腿比意大利蒜味腊肠、博洛尼亚香肠、咸牛肉或者五香烟熏牛肉要更健康。

鱼类方面，野生三文鱼、鲑鱼、鲭鱼、沙丁鱼、凤尾鱼及金枪鱼都是具有抗炎功效的 ω-3 脂肪酸的最佳来源，而且所有的鱼类和海产品都是精瘦蛋白的理想来源。尽管诸如剑鱼和方头鱼在内的某些鱼类汞含量高，但是研究表明，摄入鱼类所带来的益处要胜过鱼类受到汞污染对人体所产生的潜在健康风险。尽管如此，如果你怀有身孕或者孩子年幼，最好向医生咨询适合你的鱼类摄入方案。

哪怕是纯脂肪类食物，其具有的健康价值也有所不同。如果你在烹饪中使用有益心脏健康的橄榄油或者菜籽油来替代导致动脉阻塞的黄油或者人造黄油，那么这将极大促进心脏及身体其他部位的健康。同样，你会想要去选用全谷物制的面包、麦片及饼干。从数据记录来看，瘦肉、鱼类和海鲜，菠菜、羽衣甘蓝和叶甜菜等绿叶蔬菜，各色水果，全谷物和有益心脏健康的油类在地中海饮食中的地位突出。

技能：为食品储藏室和冰箱储备健康主食

要想迅速制作出健康的家庭自制膳食，你需要有现成的食材。除了全谷物面包、水果、蔬菜、瘦肉和禽肉、蛋类、低脂牛奶、酸奶和奶酪这些主要的食物外，你需要在冰箱里储存芥末、鹰嘴豆泥、番茄干、山葵、橄榄油、大蒜和新鲜香草。储物充足的食品储藏室也至关重要，伸手之间，你就能在储藏室里获取制作健康菜肴及烘焙食品和小吃的所有食材。同时，如果厨房储备齐全，则有助于打造家庭安全营养的避风港，如此之后，无须屈服于外界所带来的不利影响，你能够很快搭配出健康的菜肴。

你随时能够选择各种食物，轻而易举在家享受健康美食。你只需要打开橱门或者走进食品储藏室，快速取出所需的食材，不到 20 分钟，你就能享受到美味而又健康的菜肴。这是看待快餐的一种新方式！鉴于这一目标，为确保食品储藏室储物充足，我推荐以下食材：菜籽油、橄榄油、全麦制作的粗麦粉、意大利面、大麦、各类干豆、糙米、野生稻米、罐装鹰嘴豆、罐装意大利白豆、罐装黑豆、罐装芸豆、罐装梨形番茄、罐装番茄丁、罐装番茄碎、番茄酱、罐装玉米、罐装豌豆、罐装金枪鱼、罐装鲑鱼（浸水）、低脂肪低盐罐装汤品或炖汤、香醋、红酒醋、苹果醋、无盐面包屑、脱脂低钠蔬菜汤、脱脂低钠鸡汤、低钠酱油、面粉、玉米面、红糖、砂糖、发酵粉、小苏打、纯香草精提取物、纯杏仁精提取物、无糖可可粉、苦中带甜的巧克力（成分中至少 60% 为可可粉）、半甜巧克力豆、罐装脱脂牛奶、罐装脱脂奶粉、罐装南瓜、全谷物松饼粉、燕麦片、燕麦碎粒、各种低脂全麦谷物食品、蜂蜜、枫糖、水果蜜饯、果仁奶油、杏仁、核桃仁、大豆坚果（烤大豆）、亚麻籽、葵花籽、南瓜子、葡萄干、杏、樱桃、无花果、低脂低糖麦棒、烘制脱脂全谷物椒盐卷饼、烘制脱脂薯片、烘制脱脂苏打饼干、萨尔萨辣酱、低脂微波炉爆米花等。

即使储备好这些食材，你还需要认真评估其成分、分析其营养标示，因为并非所有的番茄酱或者罐装玉米都是一模一样的。

为了提高商店内的购物效率，避免冲动消费，请按照以下建议提前计划。写下一周的菜单，然后列出你烹制菜肴所需的食材清单。如果家里没有所需的食材，每周一次大购物要比一周多次购物节省时间。如果你在自己的电脑或手机上保留了个人定期购买的健康食品或者品牌清单，那么你就不必重复制作购物清单了。请决定你每周真正需要采购和不需要采购的食物。

如果你根据杂货店农产品、奶制品、面包、肉和鱼类等食品分布区域来安排自身的食品购物清单，那么就能快速而且顺利地完成采购任务。你应该花上大部分时间沿着杂货区域周边进行购物，这一点你应该有所耳闻。考虑到这里有水果和蔬菜、海产品、禽肉、奶制品和鸡蛋，这些都是最有益健康的选择，因此这是一条明智的建议。但是这并不意味着你应该完全跳过中间的过道。事实上，你如果学会明智地选择包装食品的方法，那么你就会找到适合自己的薯条和苏打饼干，你也能够摄入这些食物。学会比较同类包装食品的营养值，从而采购质量型食品，这才是关键。换句话说，你如果想要吃薯片，请选择营养价值更高的薯片。

技能：学习有效解读食品营养标签奥秘的方法

选择更健康的食物，并且养成阅读食品营养标签的习惯，这能够改善你的健康状况，帮助你减掉多余的体重。事实上，2012 年发表于《农业经济》上的一项研究表明，经常阅读食品营养标签的女性的 BMI 与不阅读食品营养标签的女性相比，通常要低 1.5%。

养成阅读食品营养标签的习惯，这也能自然而然地改善你自身的膳食质量。明尼苏达大学的研究人员邀请 1200 名年轻人参与了一项研究。这项研究表明，与较少阅读食品营养标签的年轻人相比，那些说自己经常阅读食品营养标签的年轻人拥有更健康的饮食习惯的可能性更大（特别的是，他们很少进食快餐食品，很少摄入添加糖，而是摄入更多的纤维、水果和蔬菜）。令人惊讶的一点是，尽管这些经常阅读食品营养标签的年轻人认为准备健康膳食并不重要，但是他们通常拥有更加健康的饮食习惯。

法则一：忽略食品包装正面的宣传声明。

真正的财产归生产商所有，而食品包装正面的宣传用语只是为了让食品看起来更吸引人或者更健康，不管食品是否真是如此，生产商只有一个目的，那就是让你掏钱购买。与之相反，请翻到包装背面，查找营养成分表，该成分表受美国 FDA 监管。第一步是浏览一下包装内的分量和份数，然后关注每份所含的热量。就食物分量作出自我判断，然后确定一份食物是否足够，通过这种食物摄取热量是否划算合理。接下来，核查食物的脂肪信息，这类信息具体包括总脂肪量、饱和脂肪酸量、多不饱和脂肪酸量、单一不饱和脂肪酸量及胆固醇，以及每日所需的各类脂肪和胆固醇所占的比值。你最好选择这类食品，其所含的热量中，不超过 30% 的热量源自脂肪，最多 10% 的热量源自饱和脂肪酸。谈到钠，通常来说，避免选择每 100 卡食物中钠含量超过 100mg 的食物，这有助于将自身钠摄入量保持在每日推荐量范围内。食物中总碳水化合物和蛋白质含量十分清晰明确，但是含糖量相对而言就比较复杂，这是因为它同时包括天然糖和添加糖。浏览一下食品成分列表，看一下食品中的糖是否来自添加糖，而非食物本身所含的糖分（例如，橙子榨汁而成的橙汁）。同时，请记住，人体每日摄入的总热量中，添加糖所提供的热量不应该超过 10%，同时，在总热量中，任何糖类所提供的热量不应该超过 25%。就纤维含量而言，每 100cal 食物至少应该含有 2g 纤维，含有 3g 则更好。

下一步就是浏览食品成分表。如果你对食品成分并不熟悉，比如说，如果它不是源自植物、矿物或者动物，那么你在摄入这种食物之前，可能要再三思量。记住，食品成分是按照食品内成分含量高低进行排列的，因此列表中某种成分排名越高，表明食品中该成分的含量越高。这就是为何要避免选择在食品成分列表中含糖量（蜂蜜、甘蔗汁、浓缩果汁、各类糖浆或者名称以"ose"结尾的，任何食物的英语单词中末尾有"ose"一般都表示糖类）位列前三的食品。某些意大利面酱的含糖量高于巧克力酱，而某些谷类食品的含盐量高于薯片，但是目前我们还无法明确解释这些糖或盐存在的原因。同时，正如我们在第六章所了解的那样，一种食物存在如甜味和咸味 2 种口味时，会让你胃口大开。

同样，建议避免选择含有反式脂肪或者部分氢化油类的食物，也避免选择含有任何人工成分的食物，以及含有如阿斯巴甜、味精等糖代用品的食物。通常，如果你坚持选择含有你能够识别出还能读出的成分的食品，或者祖父母儿时就存在的食物，那么你的选择就错不了！另外需谨记，含有多类谷物或者由维生素强化的食品拥有的食品成分列表可能更长。在这种情况下，请在食品成分列表中查找"人工"这一词语，如果这一词语出现在列表中，那么请将该食品放回货架。

生产商经常利用监管漏洞，让你认为你获得的食物是健康的。要想成为一位更加聪明的购物者，最好明白食品标签上的普通宣传声明隐藏的真正含义。

宣传声明：零反式脂肪

真正含义：按照美国 FDA 指导准则规定，食品包装上出现"零反式脂肪"声明，表明这类食品每份所含的反式脂肪必须少于 0.5g。生产商通常采取的应对措施就是将营养成分添加进小份食物中。运用这种方式，在规定的份额中，食品所含的反式脂肪可能少于 0.5g，这是合理的。但实际上你最终摄入了差不多 2g 会导致动脉堵塞的反式脂肪，这个量是规定剂量的 4 倍。你如果看到"氢化油类"、"部分氢化油类"或者"起酥油"出现在食品成分表中，这就表明这类食物含有反式脂肪，你需要避免选购这类食品。

宣传声明：真正的水果制作

真正含义：对于这类宣传声明还没有官方规定。因此，一整盒烤制油酥点心、压缩饼干、饼干、果泥干或者其他食品，可能仅仅含有少量真正的水果或者几滴果汁或是水果萃取物，而且在食品包装上传播这类宣传声明可能是合法的。换句话说，我们无法知道食品中真正的水果含量。如果水果在食品成分列表中位列前三位，那么这就是一个好的信号，但是你要记得留意其他营养成分。

宣传声明：纯天然

真正含义：对于包装食品，使用这类宣传声明还没有官方的指导规范，食品可能仍然添加了包括防腐剂在内的化学物质。因此，"纯天然"仅仅是一种营销噱头，其目的是为布丁、谷类食品或者其他加工食品树立一种有益人体健康的形象。另外，还有一点值得谨记于心：因为糖和黄油是天然的，所以一种贴上"纯天然"标签的食品可能是添加了大量的糖或者黄油，因此这类食品也可以视为非健康食品。谈到肉类和禽肉，美国农业部规定，贴有"纯天然"标签的产品不得添加人工成分或者色素，而且只能最低限度地进行加工，但是这些食物中仍然会添加如清汤或者其他调味剂之类的添加剂。通过阅读营养成分表和营养成分标签来查看你所期望的食品营养成分在食品中是否处于最前列，你最好多关注食物的营养价值，不必太在意食品是否是纯天然的。

宣传声明：纤维的良好来源

真正含义：为了传播这一宣传声明，基于每日 2000cal 的饮食计划，一份食物中纤维摄入量必须占每日所需摄入量的 10%～15%，即每份 2.5～4.75g。这并不重要，但也不是微不足道的。相比较而言，如果某种食品中含有至少 20%的每日纤维推荐量，那么这类食品就可以贴上"纤维优质来源"的标签。请在营养事实栏中核查每份食物所提供的真实纤维含量。

宣传声明：不加糖

真正含义：在食品准备、烹制或者烘焙过程中，不添加任何糖，但是这并不意味着食品含糖量低。毕竟，果汁可能不含添加糖，但其本身含有果糖。请记住，4g 糖大致相当于 1 勺糖，因此如果你选择一份含有 16g 糖的谷类食品，这就相当于将 4 勺糖倒入碗中。此外，请浏览下食品成分列表，看看食品中除了含有蜂蜜、甘蔗汁或是玉米糖浆这些添加糖外，是否还添加了甜味剂。记住，糖有许多别名，而且甜性成分在食品成分列表中排名越高，就表明食品中含糖量越高。

宣传声明： 多谷物食品

真正含义： 多谷物食品是指食品中含有至少 2 种谷物，如大米、燕麦、玉米或者小麦。但这并不意味着这些谷物是"全"谷物，它们可能是精制谷物。通常，你不知道这些谷物在食品中的含量，也就不能说明食品中纤维含量高。在食品成分列表的前几列成分中寻找"全"这个字眼，如全麦、全燕麦等。然后在食品包装上寻找经全谷物委员会批准的全谷物认证标志，若有全谷物认证标志则表明该食品每份至少含有 8g 全谷物。

宣传声明： 低热量/轻度/低脂肪

真正含义： "低热量"是指食品每份含有不多于 40cal 的热量，但是生产商指定的分量可能是瓶盖大小且富含脂肪。在现实生活中，你的摄入量可能是这种分量的 4 倍，这是很自然的。相比较而言，食品上的"轻度"标签可能仅仅意味着口味清淡，或者色泽淡（如橄榄油或者玉米糖浆），绝不是指其热量毫无改变，当然也可能是指"低热量"或"低脂肪"（其定义为食品每份脂肪含量少于 3g）。标签如果注明"低脂肪"，那么这意味着花生油、汤或者其他食品所含的脂肪要比原材料少 25%。就低热量说明而言，请弄清楚食品分量是否真实。如果与事实不符，想一想在美餐一顿之后你可能摄入的热量。至于"轻度"或"低脂肪"食品，请你确保自己了解背后的问题，如低脂饼干、低脂花生油及低脂沙拉酱通常会借助添加钠和糖来弥补食品口感的缺失。

通常，如果食品的食品成分列表（相当于中国的配料表）相对较短，其含有的增味剂、防腐剂、染色剂之类的添加剂就更少，那么该食品则会更加健康。当然也有例外，含有多类谷物或者由维生素强化的食品拥有的食品成分列表可能更长。在这种情况下，请在食品成分列表中查找"人工"这一词语。如果这一词语出现在食品成分列表上，那么请将该食品放回货架。基于该食品的真实情况，浏览食品标签后，请放弃选择糖或盐含量过多的食品。

技能：想方设法提供营养

人们普遍认为，食品越有营养，其价格越高。这一观点并不正确。2011年，耶鲁大学格里芬预防研究中心的研究团队在密苏里州杰克逊县的 6 家超市，针对其售卖的特定商品中营养价值高和营养价值低的食品的价格进行比较。在坚果、黄油之类的调味品中，食品加工程度越低且营养价值越高的食品的价格就越贵；营养价值越高的面包，其价格的确总是比营养价值低的面包高 0.8 美元。然而，营养价值高的谷类食物比营养价值低的谷类食物通常要便宜 1 美元，而且饼干越有益人体健康，其价格也越低，其每包平均低 0.64 美元。把这些都加在一起，购买营养价值高的食品和营养价值低的食品所需要的成本相当，因此在各种食品类别中选择营养价值高的食品对消费成本的影响可能微乎其微。

如果让你考虑一下要花钱购买的商品，你就会明白一些所谓的"高价"食品（如新鲜农产品）实际上是便宜货。这些食品将更多营养和健康注入每一口食物，这比给食品所花的钱要更有价值的多。事实上，美国农业部近期发布的一项研究结果也证明，在食品价值得到理性衡量之后，农产品不会像其看上去那样显得那么有价值。这些论点从本质上来说是富有哲理的，这和我们的认知及衡量食品价值的方式相关。

谨记世界上的一些营养食品（包括多种豆子、兵豆和全谷物）都极其便宜。如果你只了解些许素食食谱如汤、炖菜、沙拉或者更多复杂的民族特色菜，那么就能用豆类来代替肉类实现素食食谱，从而获取蛋白质。这样不仅改善了营养质量，而且会省下不少钱！你也能够通过停止饮用苏打水和甜饮料来节省开支，这两类饮料都无热量来源，而且并不便宜，相反地，你还可以坚持饮用白开水来节省开支。如果你购物时像我们许多人一样制订预算，那么你需要做的就是比较一下各种商品的价格和分量，最终找到最具价值的商品。如果烹制的食物中重复出现一些食材，请查看你是否能在散装食品的过道里找到这类食材。

农产品虽然最有益于人体健康，但是它变质的速度比加工食品快，而且其口感会有变化，但是你总能分辨出多力多滋（全美推出的第一个玉米饼薯片）特有的味道。如有美味可口的桃子，也有尝起来好像塑料的桃子，有时花钱买了新鲜的农产品，结果回家发现这些农产品淡而无味（或者更糟糕），着实令人伤心。挑选成熟的水果和蔬菜定然有一个学习曲线，当掌握了其中的诀窍，就能不断为家庭带来可口即食的农产品。挑选的诀窍是购买色泽鲜艳、毫无瑕疵的蔬菜，以及色泽鲜艳，同时果皮没有伤痕、瑕疵和虫孔的水果。如果你还有任何疑惑，不要害怕，大胆询问农产品经理，向他寻求关于选择难以作出判断的农产品的相关建议，特别是挑选瓜类或者菠萝之类农产品的建议。

你最好购买时令蔬菜和水果，因为时令蔬菜和水果通常要比非时令蔬菜和水果便宜许多。在夏季，你也可以购买一些浆果（即多汁肉质单果，如葡萄、猕猴桃、树莓、醋栗、越橘、果桑、无花果、石榴、阳桃、番木瓜、蓝莓等），然后将其冷冻起来备用。试着从当地农场、蔬菜摊或者运送新鲜水果和蔬菜到家的合作商店那里购买这些农产品。通常来说，从这些地方购买的农产品，质量更高而且更加新鲜，这是因为它们都是本地的农产品。就采购农产品这件事而言，你可能要尝试几次才能找到提供味道最佳、品质最优的农产品的地方。还要谨记，通常来说，购买冷藏水果和蔬菜的花费要少一些，而且这些冷藏的农产品和新鲜产品所具有的营养价值是一样的，其原因在于，这些农产品一般在其黄金时期（即刚刚采摘下来）就被冷冻起来。购买罐装水果和蔬菜也是一种划算的选择，因为水果经常被浸泡在糖水罐里，蔬菜经常被浸泡在盐溶液里，所以为了营养价值最大化，请务必清洗罐装水果和蔬菜。

技能：培养通晓营养知识的孩子

要想让全家养成健康的饮食习惯，就必须转变孩子的角色，让他们不再是捣蛋鬼而是问题的解决者，要让他们与你并肩作战，而不是针锋相对，这一点至关重要。对孩子来说，这一点很重要。不仅在短期内，而且在长期内都很有意义。据英国拉夫堡大学的研究显示，与不吃早餐的孩子相比，摄入营养早餐的孩子在认知功能测试中的得分更高，而且表现出更高的能量水平。

为了让孩子们养成健康饮食的习惯，你需要想方设法提高孩子们的营养知识，这样他们会关心饮食营养，同时也能帮忙寻找更好的选择。海绵宝宝、史酷比及鼠来宝等深受儿童喜爱的卡通人物诱使孩子们进食色彩鲜艳的休闲食品或者含糖的谷物食品。在这样的世界中，孩子们很难分辨优劣。他们只是从"有趣"和"酷"的层面知道对自己有吸引力的事物。一旦你发现电视和广告会产生的不良影响，就要意识到自己可能不得不与之做斗争。坚定立场且必须与之划清界限，因为孩子们也需要从饮食中获取健康食物，但很多出售给孩子的食品在营养价值方面令人质疑。例如，耶鲁大学的研究人员检测了2006年1月和2月市面上的161种谷物食品的营养价值之后，发现与普通的谷物食品相比，专门针对儿童销售的谷物食品，其热量、含糖量和含钠量更高，而且纤维含量和蛋白质含量更少。除此之外，66%的儿童友好型谷物食品无法满足国家营养标准，特别是含糖量。

我有一位病人，名叫安娜，44岁，她有两个孩子，一个7岁，另一个10岁。她努力尝试让两个孩子和她一起为家庭选择更佳的食物。和其他众多孩子一样，他们受到电视和网络上有关孩子的铺天盖地的商业广告"狂轰滥炸"。而孩子想要这些他们渴望的东西，也是理所当然的！安娜最初对那些他们渴望的东西事事反对，但是说实话，她没有精力这么做。因此，我建议她尝试新的策略。

起初，她给孩子们播放我制作的视频《营养侦探》，这帮助他们意识到良好食物的重要性，也帮助安妮减轻了传递这一信息的负担。安娜住在一家提供食品营养值分数的超市附近，于是她开始带着孩子一起去超市购物，并告诉他们能够挑选一些苏打饼、饼干或者谷物食品，前提是这些食品的营养值分数须在某一数值之上。食品营养值评分系统减轻了安娜的负担，孩子们只得接受这些食品的营养值分数。这种双管齐下的方式成效显著，不仅使安娜在逛商店时承受的压力减少，而且也提升了全家的饮食质量。那些无法利用营养值分数的人群可以通过规定包装食品中脂肪或者含糖量的节点值来运用同样的原则。

幸运的是，你可以让孩子了解食物的营养信息，而且将这些信息同他们进行关联，除此之外，你还能帮助他们通过极其简单的方式选择更加健康的食物。在孩子们收看电视广告时，鼓励他们将电视调成静音，而在他们尝试让你去为他们在超市购买不健康的谷物食品时，把这当作一个教育的机会，传授他们成为聪明购物者的方法（在你去购物时，还要确认他们没有处于饥饿状态）。你还可以抓住孩子天生就充满好奇心这一点，鼓励他们成为商场里的食物侦探，把阅读食品标签当成一场营养侦探活动。尽管食品标签正面印有大大的、醒目的宣传声明，但还是要鼓励孩子们去查看包装食品是否含有合理成分（例如，果汁应该是由真正的水果制成，而不是由水或者甜化剂制成）。另一个有趣的活动是比较一下相似产品所具有的营养价值，例如，樱桃和干樱桃，或者葡萄、葡萄干和葡萄汁。在农产品区，让孩子们尝试着挑选一种新水果或者蔬菜。你们也可以在周末深入农贸市场，看看是否会有新发现，如能不能发现紫薯。然后，让孩子们亲自挑选食材准备一顿膳食，这样他们会对健康饮食付出更多的心血。

你如果有时间，而且乐于培养家庭的健康饮食习惯，可以考虑在后院或者社区菜园种一些水果或蔬菜。美国著名私人医院梅奥诊所的研究发现，处在4～6年级的儿童每周参加2次菜园活动后，98%的儿童很喜欢品尝成熟的水果或蔬菜的味道，并且91%的儿童乐于了解水果和蔬菜的营养成分。如果是这样的话，那就是一件双赢的事情！

你也可以举办一场名为"彩虹挑战"的竞赛，以此激励每一位家庭成员多吃水果和蔬菜。其目标就是，一日内尽可能摄入多种不同颜色的水果和蔬菜。通过这类竞赛，所得到的奖励不仅仅是身体上的健康，还有胜者所挑选的周末家庭活动。

孩子们如果想要保持身体健康，那么就需要补充优质的能量，也就是适量摄入健康食品。你如果用正确的方式解释，孩子就会明白其中的道理。毕竟，孩子们是可以理解这一想法的，心爱的宠物是需要健康食物来不断成长的。你也可以认为，照料好孩子们的身体以确保健康的新陈代谢，这与照料宠物所采取的方法相同。确实就是如此简单。

作为一名内科医生，我却经常与人们谈及家庭事务。因为我还是5个孩子的父亲，我非常熟悉这些小魔鬼们（孩子们）对家庭生活习惯带来的影响。一方面，孩子们如果只是想要食品包装上印有海绵宝宝的零食，那么对于父母而言，将家庭打造成一个安全营养的环境就变得极具挑战性。另一方面，孩子们如果受到激励而接受与健康相关的问题，那么他们就会积极变革，大力推动健康事业的发展。请记住，感谢儿童和青少年公共服务活动，儿童成了美国安全座椅使用和防火措施实施的主要推动者，在减少成年人吸烟方面，他们也起了关键性作用。儿童可以说是推动积极变革的强大力量。有时候，我们身为父母，仅仅需要轻轻推孩子们一把，将他们推向正确的方向。当然，一篇医学文献也明确告诉我们已知的一切：对于孩子们而言，爸爸妈妈是他们重要的行为榜样。孩子们经常模仿我们说话的语言，模仿我们的宗教信仰，还模仿我们的其他行为习惯，这些都绝非巧合。除此之外，"按照我说的去做，不要模仿我的行为"这一建议很少有效。如果我们的孩子尊重我们，他们会按照我们的行为方式行动；如果他们不尊重我们，也就不会听我们的话，更不会模仿我们的行为方式。因此，做自己该做的，说自己该说的，吃自己该吃的。

最好不要对青少年吃的食物作出硬性规定，这是因为这种方式往往会适得其反。不是要禁止摄入快餐食品和苏打水，而是要集中全力来确保孩子们在家吃健康的食品。这样他们外出时，会有一点自由选择的空间，而且一顿"非健康"饮食或者小吃不会产生重大影响。你如果控制了自己能控制的一切事物，为孩子树立一个好榜样，松开缰绳，放开束缚，那么你会在孩子们不断前进的道路上为他们奠定健康的基础。

预防疾病注意事项
- 依据食物营养价值采购食品：运用营养值评分系统或者比较食品标签上的营养事实栏和成分表。
- 为厨房储备健康主食，这样你能够立刻准备健康膳食。
- 培养食品标签识别能力，弄清楚值得购买和不值得购买的包装食品。
- 设法提供良好营养：当季时购买新鲜农产品，过季时，购买冷冻或者罐装农产品。
- 努力教授孩子们营养知识：带他们一起购物，教会他们阅读食品标签的方式。

第八章

健康烹饪

挑战： 相当少的人真正了解烹饪方式，或者说是健康的烹饪方式。考虑到他们忙碌的日程安排，他们是不会为了烹饪而腾出时间的。

正确回应： 学会烹饪健康、营养的膳食，其方法是培养正确的技能，同时制作简单实用的食谱，除此之外，通过简单的调整，让你原本喜欢的膳食更加健康。

相关技能： 提前作出膳食计划；在忙碌不堪时节省烹饪时间；对食谱进行改良使其更加健康；让全家步入健康饮食。

梅勒妮是两个孩子的母亲，同时经营着一家非营利性机构。她曾有一个习惯，就是每周总有那么几日会为家人订比萨或点外卖作为晚餐。这是一种既快速又便捷的就餐方式，通过这种方式，每个人都能找到适合自己的选择。梅勒妮现在 52 岁，是一位素食主义者，她 11 岁的儿子挑食，青春期的女儿却胃口极大，总是需要吃很多食物才能得到满足。订外卖这个习惯方便了梅勒妮的工作及其繁忙的家庭生活。直到她的丈夫和女儿开始抱怨体重不断攀升，女儿也被诊断出患有麸质不耐受症的那一瞬间，梅勒妮决定想办法将"健康晚餐准备工作"提上家庭工作日程。

于是，她向朋友们寻求食谱推荐，从基础开始，如全家人能吃也愿意吃的汤类、沙拉类和谷物类食物。她逐渐添加搭配简单的新食谱，如包括各类食物组合的拼盘菜：小虾、蔬菜和番茄酱配无麸质意大利面、爆炒蔬菜、豆腐和速煮糙米，以及烤鱼搭配烘焙马铃薯和绿叶蔬菜沙拉。不久之后，孩子们开始帮助她，这使得工作日的晚餐制作变成一件轻而易举的事。她丈夫和女儿的体重逐渐减轻，不仅如此，全家订外卖的次数也开始减少，这也节省了不少开支。更重要的是，梅勒妮知道全家都在摄入健康食物后，感到心情愉悦。

实际上，健康烹饪不是一个耗费时间、劳动强度大的过程。其实，加利福尼亚大学洛杉矶分校的研究表明，健康烹饪所花的时间一般只比准备方便食品所花的时间多 10 分钟左右。而且如果你在家做了足够多的菜肴，从而留下许多饭菜，那么你就为次日节省了大量时间。同时健康烹饪比订外卖更节省开支！进行健康烹饪的关键在于学习一些快速可靠的技巧，这样的话准备家庭自制菜肴于你而言会更加轻松。不论你是做菜新手，还是想改进常规的烹饪方法，从而使其更符合健康标准，你都可以学着去准备可口、营养的菜肴。这也就是几分钟的事情，并且这些菜肴对你自身的健康是很有益的。

总而言之，要么你现在花一点时间烹煮你（和家人）享用的可口而又营养的菜肴，要么你和你的家人会因为不健康饮食而患上糖尿病、高血压、心脏病或是其他疾病，从而不得不花上数日、数周甚至更长的时间求医治病。研究表明，人们外出在餐馆就餐时，其摄入食物所含的热量、脂肪和钠要比在家准备的食物多 50%。除此之外，在家准备餐食更经济实惠。一个四口之家在快餐连锁店共进晚餐大约要花费 28 美元，而在家准备四人份的烤鸡、蔬菜、沙拉和牛奶所需的费用仅为外出就餐的一半。如果从这些角度来看待这一问题的话，外出就餐并不是一个好的选择，不是吗？

在你可以改善自身烹饪技能之前，你需要确保自己拥有必备的烹饪厨具来完成烹饪工作。不断为厨房购置一些小器具和小物件，这看起来似乎是一个好主意，但是，许多玩意都是没有必要购买的。当然，在家准备健康的早餐、午餐和晚餐时，也有一些物件是你必需的。这些物件包括数把快刀（最低标准为一把厨师刀、几把削皮刀和一把锯齿刀）、蔬菜去皮机、搅拌器、各类厨具刷、一个过滤器、各类量匙、一把漏勺、各类木勺、各类抹刀、一个乳酪磨碎器、一个即读肉类温度测量计、一口蒸锅、一块切肉板、各类不粘锅（平底锅、深而圆的锅）及不粘底的烤锅、烤板和烤盘，以及一口铁制的平底烧烤锅、一个电动搅拌器、一个搅拌机和一个料理机，也许还有一口慢炖锅或者高压锅。这个厨具清单看起来也许很长，但是其中许多物件你也许早已备好了。

一旦备好上述厨房基础用具，你就可以开始进行烹饪了！为了自身健康着想，与煮沸、烤焦或油炸相比，食物的最佳烹饪方式是烘焙、烘烤、炖、烤、烧烤、水煮、炒、爆炒、蒸。与其他的烹饪方式相比，某些食物（如蔬菜）煮熟后，会使其中更多的营养成分遭到破坏。将肉类、家禽肉、蔬菜或者其他食物放在烧烤架上烤焦（焦化），会产生致癌物质，因此应当避免使用这类烹饪方式。而且一般来说，任何油炸食物都会增加过多的脂肪。以下就是各类健康的烹饪方式的搭配方式。

（1）烘焙和烘烤：这两种烹饪方式都是在烤箱干热的环境下制作食物的，它们可以用于烹饪鱼类、家禽肉、马铃薯、砂锅菜、意大利式烤面包、蛋类和更多的菜肴。烘焙不会增加食物中脂肪的含量，而且运用这种烹饪技艺，可以在保证食物外焦里嫩的情况下避免食物焦化。肉类或者蔬菜在烤箱干热的环境下进行烘烤时，通常烤箱内部温度高达204℃，因此在食物内部得到缓慢烘烤的同时，食物外部也变得酥脆可口。

你要会使用肉类温度测量计来确保肉类完全烤熟，如将牛排和排骨烤熟，其内部温度要达到63℃，碎肉烤熟要达到71℃，而烤熟家禽肉则需要达到74℃。

（2）炖：这种烹饪方式是在煨的基础上进行变化后的一种技艺，主材料在黄油（黄油不是健康物质）或者橄榄油（较健康的选择）中变为褐色，然后将汤汁，如水、清汤或葡萄酒，倒入开放或者密闭的平底锅中，在炉灶或烤炉中烹煮食物。汤汁使得其中的食物保持湿润而且松软，从卷心菜、猪肉、鸡肉、牛肉或者其他食物中获取的天然汁液给这一汤汁增添了风味。这一烹饪方式会使食物回味无穷。

（3）烤：就这一烹饪方式而言，烤箱用仅仅一层稀薄的空气层将热源与烤盘上盛放的牛排、鸡肉或者鱼分开。这样做的一个好处是食物外部很快就熟了，同时，食物的香味和水分也锁在了食物内部。另一个好处是，这一烹饪方式可使肥油落于盘中，而不会被食物再次吸收。

（4）烧烤：在制作肉类、鱼类或者蔬菜等菜肴方面，烧烤是一种相对快捷的烹饪方式，将食物置于烧烤架上，烧烤架下面置上热炭或者点燃的火焰，直接利用其热量烹饪食物。这会使食物表面有一股烟熏味，烧烤的食物十分酥脆。在烤制食物的过程中，脂肪往往会从食物中流失掉，但需要确保的是不要食用烤焦的食物！

（5）煮：将鱼、蛋类或者水果放入锅中，加入水、清汤、果汁或者葡萄酒，用文火炖煮，直至食物变软。这种烹饪方式巧妙地锁住了食物的香味，而且没有添加任何脂肪。

（6）炒和爆炒：炒是指在热锅中倒入脂肪油或有益健康的橄榄油，然后直接对猪肉、鸡肉或者蔬菜进行快炒。使用质量优良的不粘锅能将对油的需求降至最低。爆炒就是加热炒锅或者大而深的煎锅，淋上少量的橄榄油或者芝麻油后，调高炉子的热度，然后加入剁碎的蔬菜、肉类，或是任何你想要爆炒的食物。由于有效爆炒的关键在于高温下快速翻炒食物，因此在爆炒前要保证所有食材准备到位，触手可及。

（7）蒸：这种烹饪方式是将食物置于沸腾的液体之上，并非直接放置于其中。与煮相比，蒸更多地保留了食物中的营养和口感，这使得它成为快速制作鱼、家禽肉和蔬菜的一种健康的烹饪方式。你可以在带有锅盖的普通锅中使用可折叠式蒸笼或者竹蒸笼来蒸食材。

框 8-1　来自你自己从来都不知道的事件集

健康的烹饪方式具有积极的滴流效应。明尼苏达大学的研究发现，参与食物准备这一过程的青少年，在其 20 多岁到接近 30 岁之间享受烹饪的可能性更大。除此之外，那些年龄在 19～23 岁的人群参与食物准备这一过程，5 年后其膳食结构更加健康，水果和蔬菜的摄入量更高，而含糖饮料和快餐食品的摄入量更低。因此，你的烹饪习惯可以为孩子们一生的饮食健康奠定基础。

毕竟，自己在家烹饪食物时，每顿的食材、烹饪方式和食物分量都由你自己掌控。事实上，近期美国马里兰州巴尔地摩市约翰霍普金斯大学布隆伯格公共卫生学院做了一项关于非洲裔美国青少年的研究，研究人员发现更多地享用家庭自制膳食，不一定有助于青少年将自身体重维持在正常范围。只有那些习惯更加健康的烹饪方式的青少年，其超重风险才会降低。因此你的烹饪方式对于你的孩子来说的确至关重要。

但是别担心，这并不代表你每餐都非得要耗时良久。早餐可以做得简单一些，一碗全谷物、高纤维的冷麦片或者煮熟的燕麦，上面搭配新鲜、干燥的或烤制的水果，再加脱脂牛奶；或者炒鸡蛋（或者鸡蛋蛋白）、全谷物吐司和一片水果；或者一杯脱脂酸奶、全麦吐司或半块全谷物百吉饼，百吉饼上面涂上果酱，然后外加一片水果、一杯咖啡或茶，也是开启美好一日的好方式。

同样，你可以准备健康的沙拉或者三明治，在家享受午餐，或者你可以把它放于具有冷藏功能的保温包中，带到公司享用。然而，沙拉也有不同种类，有的有益人体健康，有的损害人体健康。蛋黄酱沙拉（如意面沙拉或者马铃薯沙拉）或者配有奶酪、烤面包丁、培根碎块及全脂调料的沙拉都是非健康食品。按照下列制作流程一步步操作，就能作出健康的沙拉。

第一步：以绿色蔬菜为底菜。在餐盘或碗上覆上各类生菜和绿叶蔬菜，如芝麻菜、菊苣、什锦生菜、日本沙拉菜、长叶莴苣、水田芥和菠菜。

第二步：添加切好的蔬菜（如黄瓜、红辣椒、小萝卜、胡萝卜、青花菜等）到沙拉中，让沙拉吃起来更有嚼劲，看上去分量更大。

第三步：选择蛋白质类食材。添加几勺切碎的水煮蛋、鹰嘴豆或者黑豆、茅屋芝士、豆腐，或最多1/2杯切丁的熟鸡肉、火鸡或者虾。

第四步：选择味道淡的调料。无论你选择减脂调料，还是油和醋，这都由你自己决定。只要记住一点，添加调料需谨慎，量要少。要想每一叉下去都能感受到调料所增添的风味，2勺应该足矣。

按照以下操作指南制作更好的三明治。它会让你享受美好的午餐时光（或者晚餐时光），一种前所未有的感受，以及一种更加健康、更加营养、更加令人满意的美味饭菜。除蔬菜外，从每类食品中任选一种食品，然后将各类食品进行组合搭配。

（1）面包：全谷物百吉饼、全谷物面包条、全谷物皮塔饼、2片全谷物面包或者1个全麦墨西哥薄馅饼。

（2）调味品：避免选用蛋黄酱或者黄油，请选用芥末、鹰嘴豆泥、橄榄酱或者茄汁酱、香蒜酱、烤辣椒和白豆泥、鳄梨泥、萨尔萨辣酱、卤水豆腐，或搭配有草本植物和（或）黄瓜片的原味低脂希腊酸奶。

（3）蔬菜：生菜和（或）菠菜、焦糖味或生的洋葱、蘑菇、铁板或烤箱烤的辣椒、烤茄子或西葫芦、烤洋蓟心、番茄或者黄瓜片。

（4）蛋白质类食品：三文鱼、鲯鳅或蔬菜汉堡、卤水豆腐、罐装三文鱼或金枪鱼、数片火鸡肉或 57g 左右普通鸡肉、鸡蛋片或低脂奶酪。

在晚餐期间，你有 2 种选择。一种是从基本食物种类进行考虑，运用第四章提到的公式：餐盘中 1/2 为绿叶蔬菜、胡萝卜、西葫芦、青花菜等蔬菜；1/4 为诸如糙米、藜麦等全谷物食品或如玉米、豌豆、马铃薯之类的含淀粉的蔬菜；另外 1/4 为鱼类、海产品、鸡肉、豆腐、扁豆、黑豆或瘦牛肉等含瘦蛋白的食物。另一种是从准备多功能膳食考虑，你可以享用这类膳食一段时间。不论你采取何种方式，请备上甜点，如新鲜浆果或者另外一种以水果为基础的菜品，这样你就搭配出了丰富而又健康的膳食。

技能：提前作出膳食计划

在每周购物之前，花上 10～15 分钟提前作出每周的膳食计划，然后根据所需食材列出购物清单。提前购买健康的食材，从而为家庭营养膳食搭配提供更多便利，而且这些营养膳食还能满足你的食欲，填饱你的肚子。

如果这一周你忙碌不堪，你也可以提前准备一些餐食，这有助于简化家庭自制膳食的准备过程。如果你提前准备了大量主食，要么通过各种方式加以运用，要么将这些主食进行分配，然后放入标有日期的保鲜袋中冷藏备用。这样可以节省一周清洗、收拾食物的时间。除此之外，有了准备好的食材，你就不用再去考虑选择食物的问题，同时，进食某种制作方便、省事的食物的可能性也会减少。

例如，你可以准备一大锅家庭自制的扁豆汤、辣椒鸡汤或辣椒蔬菜汤、白豆和黑豆、胡萝卜和洋葱沫、玉米、炖番茄，然后将其分成数份，根据个人情况将其中一部分进行冷藏。或者，你可以在一些膳食中使用红辣椒，某晚单独使用红辣椒搭配糙米，或许一晚覆上少量的蒙特瑞杰克乳酪或原味脱脂希腊酸奶，或者一晚搭配去除水分的全谷物面条，接着下一晚使用红辣椒来制作墨西哥卷。同样，你可以烤一只鸡或者大火鸡，晚上根据推荐分量单独享用，然后将剩下的鸡肉切碎，将其加入配有大量蔬菜的家庭自制汤中，或者搭配有蔬菜的炖汤配饭中，或者搭配有芸豆、玉米粒和番茄丁的红辣椒中。

上述搭配的关键在于如何创造性地使用多种方法来处理膳食中的底

菜，而且让这一底菜以一种既健康又省时的方式为你提供多种服务。

你也可以在膳食计划中使用简单的公式，它为制作面食和砂锅类食物服务。考虑一下，底菜是什么，中间一层是什么菜，以及添加什么酱料或者调料。首先，挑选你要使用的面类（例如，全麦面、全谷物面或是斯佩耳特小麦、荞麦还是卡姆小麦面）；其次，选择几种你要添加的浇头（例如，洋蓟心、烤甜椒、烤茄子、新鲜番茄、韭葱、酱汁炒鲜菇、橄榄、酸豆、菠菜、番茄干、清炒或烤西葫芦、白豆、海产品、鸡肉、瘦牛肉酱、火鸡酱）；最后，挑选调味汁（例如，番茄汁、橄榄油、罗勒酱）。将这些搭配之后，你就会得到一份健康的膳食！

技能：忙碌不堪时节省烹饪时间

你可以在通往健康膳食的路上另辟蹊径。提前准备烹制好的去皮烤鸡、低脂切丝奶酪、全谷物饼、切好的冷藏蔬菜和罐装豆类，这样你就拥有了制作墨西哥菜"菲希塔"所需的所有食材。或者你可以将切好的鸡肉撒在沙拉上（详见上述沙拉制作建议），这样一顿饭就做好了。或者你可以将解冻的冷冻虾、毛豆、其他蔬菜和提前煮熟的糙米放在一起快炒。或者你可以做一道菜，如用鸡蛋制作煎蛋卷，配上脱脂牛奶、菠菜、解冻的冷冻辣椒、洋葱及低脂奶酪。

另外，你也可以通过与家人、朋友轮流制作健康家常便饭的方式将烹饪和社交结合起来。具体做法是：你们每个人都带一种健康小菜，然后这些健康小菜在客人间进行分享。享受健康美食的同时，你也可以享受家人和朋友的陪伴。朋友、家人之间交换食谱，并且互相鼓励，共同保持健康的饮食习惯。这是一种积极的强化健康膳食的方式，也是一种健康的营养获取方式，同时还创造了一段共同参与、共同体验的美好时光。

技能：改进食谱，使其更加健康

无论何时，如有可能，请选择那些亲近自然的食材（如水果、蔬菜和全谷物食品），不要选择加工程度高的食品。如果要选择任何经过包装的食品，那么这些包装食品都应具有以下特点：饱和脂肪酸含量低，盐含量低，添加糖含量低。水果、蔬菜和全谷物食品有助于增加食量，使你进食更少，但感觉更饱又更好。在烹饪过程中使用脱脂牛奶来代替全脂牛奶，在制作面包、英格兰松饼或者其他烘焙食品过程中使用全麦面粉、燕麦或者麦芽来代替某些通用面粉，你可以通过这种方式提升自己所准备的膳食的营养价值。

选用健康的替代食材在提升营养价值、增加健康益处的同时，也能让你在制作你所喜爱的食物之时保持其相似的口感和外观。选择营养价值更高的食物对你自身健康能够产生滴流效应。例如，西班牙纳瓦拉的一项研究发现，在 3 年内摄入富含初榨橄榄油的地中海饮食人群，其血液中的抗氧化剂水平明显更高，而且这也与该时期人们体重的下降存在一定联系。在之前的一项研究中，研究人员发现，3 年内坚持摄入富含初榨橄榄油的膳食可以扭转 IL-6 基因增强子多态性（多态性是指我们每个人所携带的同一基因的碱基序列各不相同）所产生的诸多影响，IL-6 影响着人体内的系统性炎症和抗胰岛素性水平，这两者都是诱发糖尿病和心脏病的风险性因素。这在专项研究中得出诸多研究成果已成为一种范例，它为我们如何通过选用健康食材、从分子层面改变基因表达，以及在促进人体更加健康方面提供了范例。

香草和香料不仅能够促进我们的身体健康，同时也能够为膳食增添别样的风味。例如，肉桂除了可以降低血糖之外，还可以降低阻塞动脉的低密度脂蛋白、胆固醇和总胆固醇水平。迷迭香具有很强的抗氧化剂特性和对抗炎症的效果，两者都对预防心脏病和癌症有一定的促进作用。人们发现，丁香粉、牛至、姜、多香果和肉果也具有很高的抗氧化剂活性水平。美国佐治亚大学实验室的一项研究表明，百里香、迷迭香和鼠尾草能够抑制人结肠癌细胞的生长，而且印度咖喱食品和炖菜中使用的姜黄已经被发现具有很强的抗炎特性，也似乎能有效抑制癌细胞的生长。除此之外，在中国的一项最新研究中，研究人员发现，在实验室条件下，姜黄的主要成分姜黄素加快了三阴乳腺癌癌细胞的凋亡水平，从而抑制了癌细胞生长。此前，研究人员已经发现，姜黄素对肺癌、前列腺癌、直肠癌和口腔癌的癌细胞具有相似的抑制效果。

以下是可以进行替换的具体食材。

在烹饪之前，与其往锅中加入黄油，倒不如加入少许有益心脏健康的橄榄油或菜籽油。橄榄油和菜籽油通常起到有益心脏健康的作用，而且能够防止食物粘锅。你也可以选用脱脂清汤或者红酒代替黄油炒蔬菜和肉类。

一旦菜谱中的主要食材需要黄油时，你通常可以使用橄榄油或者菜籽油进行替代；或者在许多烘焙菜谱中，你可以使用苹果酱、西梅酱代替最多一半的黄油或者起酥油。这种方式会使你烘焙出的食物保持湿润，而且还可以去除食物中的部分脂肪。使用脱脂的原味希腊酸奶来代替菜谱中的酸奶昔，不对奶昔进行脱脂而是对酪浆或掺油的面粉糊进行脱脂处理（由橄榄油或者面粉糊与热牛奶或者清汤搅拌制成）。至于烘焙食品中的奶油干酪，你可以用部分脱脂的意大利乳清干酪和减脂奶油干酪进行组合来替代。

不要在油性混合物中腌制畜肉、禽肉或者鱼肉，请使用柑橘汁或者低脂肪、低钠的鸡肉、牛肉或者蔬菜汤配上新鲜或者晒干的香草。将肉类进行腌制会对其起到软化作用，也会减少在烹饪过程中增添脂肪的需求。

扩充香草、香料种类来增强主菜风味，无须使用食盐。可以试着用鼠尾草、百里香、龙蒿、紫苏、韭黄、牛至、迷迭香、洋葱碎或蒜蓉，以及香菜、姜、姜黄、小茴香、红辣椒、肉桂和丁香。醋、低钠酱油、柑橘汁或磨碎的橘子皮、辣根、芥末、洋葱番茄辣酱或红酒，这些调料可以单独使用，也可以组合使用。

框 8-2　来自你自己从来都不知道的事件集

在家烹饪食物可以延长寿命。2012 年《公共健康营养》期刊（*Public Health Nutrition*）发表的一项研究显示，研究人员在对 1 888 名年龄超过 65 岁的老年人进行跟踪调查后发现，一周烹制食物多达 5 次的人群，10 年后其健在的概率要比其他人高 47%。

技能：让全家步入健康饮食

若你的家庭成员对于食物的喜好不一，那么在你每日都要与家人共同进餐的情况下，想要改善饮食模式将变得相当困难。如果你的家人没有与你共同步入健康饮食之路，那么最终你可能会有这样一种感觉，你只剩下两条路可走：要么放弃之前的一切努力，要么和其他的家庭成员各吃各的。从长远来看，无论哪条路都是行不通的。

我有一位病人名叫卡拉，38 岁，她可以证实这一点。卡拉在生育了 3 个孩子之后，体重增加了 13.6kg 左右，她想要变得苗条。有一段时间，她在一家健康机构的表现相当不错，并认为这个机构非常不错，很负责任。但还存在一个问题：她是独自一人去这一机构参加健身训练，丈夫和孩子们并没有一同参加。因此，她回到家仍然会接触到那些在营养价值方面存在问题的食物，如芝士泡芙、薯片、小熊软糖等。从卡拉的案例来看，触手可及而且美味可口的垃圾食品带来的诱惑已经胜过了自己制订的膳食计划，而且她也发现自身情况不符合预期，体重不减反增。

在我看来，解决这一问题的办法显而易见：放弃垃圾食品。虽然办法看起来很简单，但是执行起来并不容易，更何况要全家人共同执行，那就更是难上加难了。在这个过程中，我竭尽全力帮助卡拉处理这一问题。她告诉孩子们（年龄分别为 6 岁、8 岁和 10 岁），摄入更为健康的饮食为何对他们都如此重要，也告诉她丈夫，让他不仅要更好地照顾好自己，还要帮助妻子卡拉获得她渴望已久的健康及容颜。卡拉使全家人意识到帮助一个人获得健康是表达爱的一种很好的方式，因此在家人的帮助下，她找到了实现自身减肥目标所需的动力，以及实现全家健康膳食目标的力量。

与其迎合所有人的口味或者需求，倒不如寻求全家人在改善饮食习惯方面的支持和参与。家庭应该是互相关爱、互相承担责任的小集体。出于这两大原因，不管是减肥还是通过良好的营养增强自身健康，所有家庭成员应该不遗余力地参与到充满挑战的改变中来。无论从哪方面来看，寻求家庭的支持都会使你变得更加强大，更有力量，并不断取得成功。除此之外，你爱他们，而且想要和他们分享健康饮食所产生的益处。

因此，你可以直接告诉你的家人："我爱你们，我也需要你们，我想要健康，而且我也正在努力。请帮助我将饮食习惯变得更加健康，让锻炼成为每日的日程安排。因为我爱你们，想要你们变得健康，让我来帮助你们，我们共同携手，一起努力。"这可以是夫妻一方说给另一方的，也可以是父母说给孩子的，还可以是在家庭聚会中说给大家的。你可以斟酌自己的语句，把握时间，让这些话符合你们与说话人之间的关系。

经过这段谈话之后，最好放缓一下节奏。让你的家人知道你并不是要突然、彻底地修正家庭膳食，也没有打算要充当"营养警察"的角色。你们可以共同制订健康膳食计划，确定膳食变化，确认全家人愿意改变，而且会最先接受这些变化。让每个人明白，适应新的、更健康的食物需要 1～2 周的过渡期。然后你可以驾驶这辆改善饮食习惯的车，朝着更加健康的方向前行。请运用你目前所学到的技能来让全家喜爱的菜肴、小吃或者甜点变得更加健康，可以在必需品上适当让步。通过这种方式，你会发现当你想要他们给你鼓励，想要他们参与其中时，他们便不会过多反对。

如果你的孩子拒绝接受新的食谱，那么有一点请放心：他不会让自己饿肚子。他的味蕾会逐渐适应更加陌生的食物。是否奉上你想要家人享用的健康膳食，决定权在你，每一位家庭成员都能决定食物摄入的分量。甜言蜜语式的哄骗孩子、贿赂孩子，或者是讨价还价，从而换取孩子"仅仅多吃两口"或者"光盘"，这些都是家长们惯用的伎俩。这些方式可能会导致事与愿违，使得孩子同自身所发出的饥饿和满足的自然信号失去联系。加利福尼亚大学旧金山分校的研究人员对 142 个幼儿家庭晚餐时间的动态进行研究，他们发现 85% 的父母鼓励孩子多吃，而且其中 83% 的孩子的摄入量的确要比正常状态下的摄入量高，这其中又有 38% 的孩子的摄入量要比平常高出少许。这其中隐含的问题是，这种压力会破坏孩子体内自然的满足感信号，会无意间促使他过度饮食。

最好不要用食物奖励孩子，这样他就会养成一种不出于情感因素而进食的习惯。与其用食物来展现对孩子的爱和过度表扬，倒不如抽出时间陪伴他，和他单独相处。在这段时间，你们可以开启一段特别的自行车之旅、动物园旅游，或者是另一种不负时光的乐事。

同其他任何事物一样，摄入有益健康的膳食是一种行为，它必须经过教授、训练及一次又一次的不断重复。澳大利亚纽卡斯尔大学食物研究人员在对近 400 名学龄前儿童父母的家庭食物，以及学龄前儿童水果和蔬菜的摄入量进行调查研究后发现，孩子们摄入水果和蔬菜的量同他们父母摄入水果和蔬菜的量存在强烈的关联性。此外，如果父母每日为孩子提供水果和蔬菜的频率越高，那么孩子摄入这些农产品的量就越多。因此既不要低估父母榜样的力量，也不要低估不断接触健康食物所产生的威力！

对于全家而言，一旦这些健康的饮食习惯开始扎根，这些习惯不断巩固加强的可能性就越大。走向这一道路的最佳方式就是共同努力。明尼苏达大学的研究人员对初中到高中阶段的 677 名青少年的饮食习惯进行跟踪调查后发现，在 5 年中，与不经常和家人一起进餐的青少年相比，那些经常和家人一起进餐的同龄人，每日的蔬菜、纤维、维生素（如维生素 A、维生素 B$_6$ 及叶酸）和矿物质（包括钙、镁、钾、铁和锌）的摄入量要高得多。换句话说，如果你的孩子处在青少年早期，那么定期共进家庭膳食就能够帮助他们在青少年晚期保持更加健康的饮食习惯。

引人深思，思及食物

无论你是想了解健康的烹饪方式，还是只是想提升自身技能，购买一些好的烹饪书籍都是有好处的。周末是仔细阅读食谱的好时机，在这大好时光里，也许你可以提前烹制一两道菜以便下周烹制时更加轻松。以下是值得阅读的烹饪书籍。

《饮食清淡：重要的晚餐烹饪书》：由《清淡饮食》杂志（*Cooking Light*）编辑编著。

《一切食物的烹饪招数：美妙食物的简单食谱》：马克·彼特曼著。

《姆斯伍德餐厅家庭烹饪：每一日快速而简单的食谱》：姆斯伍德集团编著。

《姆斯伍德餐厅低脂肪食谱收藏：制作健康膳食的风味食谱》：姆斯伍德集团编著。

《快速而健康的食谱和理念：致无暇烹制健康膳食的人士》：布伦达·波尼奇特拉著。

《超市膳食烹制食谱》：詹尼斯·贾布林与苏珊·威斯特摩兰著。

《计量饮食计划：摄入更少的热量获得饱足感的技艺和食谱》：芭芭拉·罗尔斯著。

《慧优体新编烹饪食谱》。

烹饪精美膳食不一定需要煞费苦心。你可以让烹饪既简单又健康，还能制作出可口的膳食，创造愉快的就餐体验。经过定期的实践练习，制订并且烹制出营养膳食会成为你的第二天性。你会在厨房里变得更加高效，你的味蕾更容易对健康食物形成偏好。对你而言，健康烹饪会成为一种新常态，这也是它应有的一种状态。

既然你已经学会了重塑餐盘的方法，那么请选择健康食材，促进健康膳食概念化。以下列举了一些我们喜爱的营养、可口的饭菜的食谱，以此来帮助你开启厨房实验之旅。如果你已经学会了制作健康沙拉和三明治的方法，对于你自己和你的孩子而言，这两种食物都是午餐的极佳选择。以下是一些早餐、午餐或者晚餐的主食（其中许多食物都带有地中海饮食风格）及一些甜点的参考建议。

杏仁香蕉奶昔

分量：1 份。

食材：1/3 的熟香蕉；1 茶匙天然的杏仁奶油或不加盐的花生酱；2 汤匙的脱脂香草酸奶；2 汤匙的脱脂奶粉；1/3 杯脱脂牛奶；1/2 杯冰。

将上述所有食材放入搅拌机中搅拌直至混合物呈现均匀状态（注意：这一食谱可以放大 2 倍、3 倍或是 4 倍来满足更多人的需求）。

肉桂法式吐司搭配草莓片

分量：1 份。

食材：1 个鸡蛋；1/2 杯脱脂牛奶；1/2 茶匙肉桂粉；2 片全谷物面包片；菜籽油烹饪喷雾剂；1/2 杯草莓，清洗之后切成片。

将鸡蛋、牛奶和肉桂粉放在浅碗中进行搅拌，将面包片放入鸡蛋混合物中浸泡，使面包片的两面均沾有鸡蛋混合物。将不粘锅大火烧热，向热锅中喷洒少量菜籽油，然后放入面包片，并将火维持在中火。先烘焙 1～2 分钟，再将面包片翻面再烘焙 1 分钟。最后在上面撒上草莓片，就可以端上桌了（注意：这一食谱可以放大 2 倍、3 倍或是 4 倍来满足更多人的需求）。

红辣椒配乳酪蛋卷

分量：1 份。

食材：橄榄油烹饪喷雾剂；2 个鸡蛋；2 汤匙脱脂牛奶；一撮香草（如

百里香、紫苏或者欧芹）；57g 烤红辣椒丁；1 汤匙切碎的部分脱脂的马苏里拉奶酪。

　　向不粘锅中喷洒少许橄榄油，然后用中火将锅烧热。将 2 个鸡蛋、2 汤匙脱脂牛奶和一撮香草放入小碗中进行搅拌。将鸡蛋与脱脂牛奶的混合物倒入烧热的不粘锅中。当混合液体开始凝固时，用小铲子将边缘轻轻铲动，将锅微微倾斜，让没有熟的部分流向熟的那边，直至锅中鸡蛋混合物完全凝固。用勺子将烤红辣椒丁和部分脱脂的马苏里拉奶酪加入一半的煎蛋中，然后将煎蛋卷起来，对煎蛋卷两面进行烹制，直至表面呈现金黄色为止。最后搭配全谷物吐司摆上桌面。

番茄、橄榄、酸豆配烤鱼

　　分量：4 份。

　　食材：0.7kg 罗非鱼片或金枪鱼排；1/4 茶匙盐；1 罐（425g）番茄丁带有番茄汁；2 汤匙番茄酱；2 汤匙水；1/2 杯希腊黑色橄榄；2 汤匙切碎的酸豆；2 汤匙番茄干（脱水、切丝）；4 瓣蒜（剥皮、切成大块）；6 个酸黄瓜（任意）；适量新鲜的胡椒粉。

　　将烤箱预热至 190.5℃。将罗非鱼片或金枪鱼排进行冲洗，然后将水沥干，接着用盐轻轻涂抹在罗非鱼片或金枪鱼排的两面。将剩余的食材放入烤盘中并进行搅拌。将罗非鱼片或金枪鱼排放在烤盘上，用勺子将番茄酱撒在罗非鱼片或金枪鱼排上。烘烤 20～30 分钟（或直至罗非鱼片或金枪鱼排烤熟为止），在烹制的过程中将烤盘中的汤汁浇罗非鱼片或金枪鱼排上面 1～2 次。

蔬菜、大蒜、姜、花生爆炒虾

　　分量：4 份。

　　食材：40 只（大约 900g）冷冻的中等生虾（剥皮去肠）；1/2 杯不加盐的烤花生；1.5 汤匙花生油；2 瓣蒜（切碎）；2 茶匙切碎的新鲜姜；1/2 杯黄洋葱丁；1/2 杯红甜椒丁；1/2 杯荷兰豆丁；1/2 杯蘑菇丁；4 汤匙低钠酱油；2 汤匙酸橙汁；340g 豆芽（冲洗干净）；2 根葱（切成 2cm 左右的段）。

　　将冷冻的中等生虾放入冷水中冲洗，从而快速解冻，用厨房用纸吸干残留在生虾上的水分，将其放置在一边；将无盐烤花生放入小型的食物处理机中将其磨碎，然后放置在一边。用中到大火将锅（或者大的煎锅）中的花生油加热，直至油快要冒烟，然后将蒜末和姜末加入其中，爆炒大约30秒。加入生虾、黄洋葱丁、红甜椒丁、荷兰豆丁及蘑菇丁，烹煮3～4分钟，直至虾煮熟为止。加入低钠酱油和酸橙汁，然后继续爆炒，直至所有的食材混合在一起。加入2/3的花生碎，以及豆芽和葱段，继续炒2～3分钟，然后关火，将剩下的1/3花生碎撒在上面，最后就可以端上桌了。

第戎鸡肉沙拉

分量：4份。

食材：4片鸡胸肉（每个重85g），经炙烤或烘烤后切丁；1杯甜味的红甜辣椒丁；1/8杯切碎的核桃仁；2.5汤匙脱脂原味希腊酸奶；4茶匙第戎芥末糊；4茶匙橄榄油；2茶匙苹果醋；1撮大蒜末；1撮盐；适量新鲜的胡椒粉。

将上述所有食材都放入一个小碗中进行混合，然后冷藏，以备你做菜之需。

意大利面豆汤配菠菜番茄酱

分量：4份。

食材：1汤匙特级鲜榨橄榄油；4瓣大蒜（切碎）；340g生的嫩菠菜（冲洗干净）；1罐（794g）不含添加油或添加糖的碎番茄；1罐（425g）白豆（清洗干净，沥干水分）；1/2杯希腊黑色橄榄；1片香叶；1茶匙干百里香叶；1/4茶匙盐；适量新鲜的胡椒粉；340g全麦有机通心粉配磨碎的亚麻籽。

将特级鲜榨橄榄油倒入大锅中用中火加热，加入切碎的大蒜炒上数秒。接着加入生的嫩菠菜，烹煮至菠菜完全变软，这一过程需要4～5分钟。然后加入除全麦有机通心粉外的所有食材，然后在无盖状态下慢煮8～10分钟。同时，按照包装袋说明煮全麦有机通心粉。沥干全麦有机通心粉中的水分，然后将其分成4份，在上面浇上上述煮好的酱料。

含馅的墨西哥甜辣椒

分量：4份。

食材：4个红色或黄色短的、结实的甜辣椒；2茶匙橄榄油；1瓣蒜（切碎）；450g 瘦火鸡胸肉；1 罐（425g）脱脂炸豆泥；1.5 杯淡味的萨尔萨辣酱；3/4 煮熟的布格麦食（按照包装袋上的说明进行烹煮）；1/4 杯切碎的部分脱脂的马苏里拉奶酪。

将烤箱预热至 177℃。清洗甜辣椒，并沥干水分，然后切掉甜辣椒的蒂，去除辣椒核和辣椒籽。将处理后的甜辣椒直立的放入烤盘。在锅中倒入 2 茶匙橄榄油用中火进行加热，然后加入切碎的蒜，炒上数秒，再加入瘦火鸡胸肉，不断翻炒，直至火鸡胸肉完全变为褐色，整个过程需要 5～10 分钟。然后加入脱脂炸豆泥、淡味的萨尔萨辣酱和煮熟的布格麦食，然后继续烹煮数分钟，直至混合物起泡。将烹煮好的混合物装入甜辣椒中，并将甜辣椒进行切分，每份放上部分脱脂的马苏里拉奶酪，烘烤 20～25 分钟，直至奶酪嗞嗞作响，并且呈现金黄色，这一过程大约需要 5 分钟。

扁豆羽衣甘蓝汤

分量：4 份。

食材：2 茶匙橄榄油；1 个大洋葱（切碎）；1 瓣蒜（切碎）；1 杯萝卜；1 杯切碎的红甜辣椒；2 杯低钠鸡肉汤或蔬菜汤；1 杯干扁豆（冲洗干净）；2 杯水；1 杯剔除韧性强的茎部、切碎的羽衣甘蓝叶或嫩菠菜；1 罐（411g、不加盐、沥干水分）火烤番茄丁；1/2 茶匙小茴香粉；1/4 茶匙盐；适量新鲜的胡椒粉；2 茶匙新鲜柠檬汁。

在大不粘锅中加入 2 茶匙橄榄油并用中火进行加热。倒入切碎的洋葱、蒜、萝卜和部分红甜辣椒，炒 5～7 分钟，直至变软。加入低钠鸡肉汤或蔬菜汤、干扁豆和水，直至煮沸。将火调小，盖上锅盖进行慢炖，直至干扁豆变软，这一过程大约需要 45 分钟。加入切碎的羽衣甘蓝叶或嫩菠菜、火烤番茄干、小茴香粉、盐和剩余的红辣椒丁，进行烹煮，并不时进行翻炒，直至切碎的羽衣甘蓝叶或嫩菠菜变软，这一过程大约需要 5 分钟。按照个人口味加入新鲜柠檬汁，然后上桌。

香蒜酱虾配青菜拌面

分量：4 份。

食材：40 只（重约 900g）中等大小的生头虾；2 汤匙磨碎的柏玛臣芝士或羊乳干酪；2 杯包装的新鲜紫苏叶；3 汤匙松仁；2 瓣蒜；1/4 茶匙盐；

1/3 杯特级鲜榨橄榄油，另外再预备 1 汤匙特级鲜榨橄榄油；283g 有机全麦螺旋意大利面配亚麻籽、橄榄油烹饪喷雾剂；1 包（454g）冷冻或 2 杯左右新鲜的、切碎的蔬菜（如花椰菜、萝卜、辣椒等）。

将生头虾放入冷水中快速解冻。再将生头虾剥壳，用纸巾吸干表面的水分，然后放置在一边。将磨碎的柏玛臣芝士或羊乳干酪、新鲜紫苏叶、松仁、蒜、盐和 1/3 杯特级鲜榨橄榄油放入食物处理机中进行完全混合，然后将其密封并放入冰箱。按照包装说明烹制有机全麦螺旋意大利面，沥干水分后放入冷水中进行冲洗。在制作有机全麦螺旋意大利面的同时，向铁质烤锅中喷入少许橄榄油，并用大火烧得极热，然后放入头虾，将头虾的两面各烤 2～3 分钟，然后将烹制好的头虾盛入大碗中。向该铁质烤锅中加入预备的 1 汤匙特级鲜榨橄榄油将蔬菜炒热。将意大利面、蔬菜和酱料放入碗中，与头虾搅拌均匀后上桌。

烤鸡配焦糖洋葱加番茄丁全麦面饼

分量：4 份。

食材：2 汤匙特级初榨橄榄油；1.1kg 生的去骨去皮鸡胸肉；1/4 茶匙盐；2 个黄洋葱（切成薄丁）；1/2 杯番茄干；橄榄油烹饪喷雾剂；新鲜的黑胡椒粉；4 块大号的全麦面饼；根据个人需求选择的混合蔬菜。

洗净生的去骨去皮鸡胸肉，并沥干水分，加入少量盐进行腌制。在中号不粘锅中加入 2 汤匙特级初榨橄榄油，并用中火进行加热。然后加入黄洋葱丁和 1 撮盐，盖上锅盖煮 10 分钟，并不时进行翻炒，然后加入 1/2 杯番茄干，再煮 10 分钟，直至洋葱丁变软并且呈现金黄色，放置一边做浇头。在烹煮的过程中，将大号铁质烤锅用中到大火加热，然后喷入少许橄榄油，将腌制后的鸡胸肉各边烤制 6～8 分钟，根据个人口味加入适量的黑胡椒粉。将烤熟的鸡肉盛出，并切成条状。在每个餐盘中放置一块大号的全麦面饼，上面配上相同分量的混合蔬菜、鸡肉条，以及浇头。

菠菜沙拉配扁豆、羊乳酪、核桃仁

分量：4 份。

食材：4 茶匙第戎芥末糊；8 茶匙醋；8 茶匙橄榄油；4 汤匙水；适量的盐和新鲜胡椒粉；8 杯新鲜的嫩菠菜（冲洗干净）；1 杯熟扁豆（按照包

装袋说明进行烹制）；4 汤匙切碎的核桃仁；2 汤匙羊乳酪屑。

将第戎芥末糊、醋、橄榄油、水、盐和胡椒粉放入小碗中，进行搅拌。将新鲜的嫩菠菜叶和熟扁豆倒入大碗中，再倒入将混合好的调料，并进行充分搅拌，最后撒上切碎的核桃仁和羊乳酪屑。

橙汁芝麻金枪鱼

分量：4 份。

食材：4 块金枪鱼排（每个 114g）；1/3 杯芝麻籽；2 汤匙有机全麦糕点粉（或者燕麦麸粉）；1/4 茶匙蒜粉；1 撮盐和新鲜的胡椒粉；2 汤匙芝麻油；3/4 杯橙汁；1 汤匙浓缩橙汁（注意：你可以用剩下的浓缩橙汁来制作橙汁）；1 汤匙蜂蜜；1 茶匙切碎的新鲜姜。

将烤箱预热至 204℃。冲洗干净金枪鱼排，并沥干水分。在金枪鱼排的一面撒上芝麻籽和有机全麦糕点粉（或者燕麦麸粉）、蒜粉、盐和胡椒粉。在耐热的不粘锅中加入 2 汤匙芝麻油，并用大火进行加热。然后将金枪鱼排涂有混合物的一面朝下，烤 2~3 分钟，然后翻一下鱼排，并转至预热好的烤箱中烤 6~8 分钟，直至鱼排完全熟了。在金枪鱼烤制的同时，将橙汁、浓缩橙汁、蜂蜜和姜末放置在小锅中进行加热和混合，直至调味汁沸腾。将火调小，然后慢炖该调味汁 3~4 分钟，直至调味汁变得浓稠。用勺子将调味汁淋在金枪鱼排上，然后端上桌。

蜜桃杏仁馅饼

分量：4 份。

食材：6 杯新鲜成熟的桃片（大约 9 个未削皮的桃子）；5 汤匙红糖；1/2 茶匙肉桂；1/8 茶匙杏仁香精；1/2 杯全麦糕点粉，另外再预备 1 汤匙全麦糕点粉；3 茶匙普通的斯玛特佰伦斯调料；1/2 杯杏仁粉①；1/2 杯燕麦片。

将 3 茶匙普通的斯玛特佰伦斯调料均匀地涂抹在 9 英寸的馅饼碟底部。将 6 杯新鲜成熟的桃片、2 汤匙红糖、1/2 茶匙肉桂、1/8 茶匙杏仁香精和 1

---

① 要想制作杏仁粉，需要将不含盐的杏仁放入食物处理机中进行加工处理，但是要注意不要过度加工，否则最终做出的就会是杏仁酱。

汤匙全麦糕点粉倒入碗中进行混合，然后倒入馅饼碟中，放置在一边。将 1/2 杯杏仁粉、1/2 杯全麦蛋糕糊、1/2 杯燕麦片和 3 汤匙红糖倒入碗中进行混合，直至混合物呈松软状态。然后将其均匀地撒在馅饼碟中，然后烘烤 15~20 分钟，直至顶部呈现金黄色，并且发出咝咝声。

西葫芦面包

分量：8~10 份（主要取决于面包片的厚度）。

食材：3 杯全麦糕点粉；2 茶匙发酵粉；3 茶匙肉桂粉；3 个鸡蛋；1 杯菜籽油；1 杯白糖；2 茶匙香草精；3 杯磨碎的西葫芦（大约 3 个，中等大小，不削皮）；1 杯切碎的核桃仁（任意）。

将 2 个规格为 8 英寸×4 英寸（1 英寸约为 2.54cm）的面包盘涂上菜籽油并撒上全麦糕点粉。将烤箱预热至 163℃。在碗中加入鸡蛋、菜籽油和香草精，用电动搅拌器搅拌均匀，加入全麦糕点粉、发酵粉、肉桂粉，再搅拌均匀，然后加入切碎的核桃仁和磨碎的西葫芦，用硅胶铲进行搅拌，直至完全混合。将糊状物倒入准备好的面包盘中，烘烤 45~50 分钟，或者直至插入中央的牙签拔出时干净如初。在面包盘中冷却 20 分钟，然后将面包放在烤肉架上至完全冷却后摆上桌。

墨西哥巧克力蛋糕

食材：2¼杯全麦糕点粉；3/4 杯不加糖的荷兰可可粉；2 茶匙发酵粉；1 茶匙肉桂粉；3 个鸡蛋；1 杯菜籽油；1 杯白糖；2 茶匙香草精；3 杯磨碎的西葫芦（大约 3 个中等大小的西葫芦）。

将烤箱预热至 163℃。在圆环状蛋糕盘上涂抹菜籽油，并撒上全麦糕点粉后放置在一边。在碗中加入鸡蛋、菜籽油、白糖和香草精，用电动搅拌器搅拌均匀，加入全麦糕点粉、不加糖的荷兰可可粉、发酵粉、肉桂粉，再搅拌均匀然后加入磨碎的西葫芦，用硅胶铲进行搅拌，直至完全混合。将糊状物倒入准备好的圆环状蛋糕盘中，烘烤 45~50 分钟，或者直至插入中央的牙签拔出时干净如初。在圆环状蛋糕盘中冷却至少 20 分钟，方能取出。

预防疾病注意事项

● 养成提前安排膳食的习惯，以便你能及时获取自己所需要的食材。

- 采取分层方法来制作更加健康和令人满意的沙拉和三明治。
- 特别忙的时候，在准备膳食方面可以走捷径，如选择罐装或者冷冻蔬菜、卤水豆腐、烤鸡及其他提前烧制好的食物。
- 选用健康的油来代替黄油，改用脱脂希腊酸奶代替酸奶油。不用重味调味汁，改用清汤、香草和香料，从而让食谱变得富有营养。
- 想方设法来管控食物冲突或者通过改良食谱让家庭喜爱的食物变得更加健康，从而尽力让家庭成员养成更加健康的饮食习惯。

| 第九章 |
养成良好的饮食习惯

挑战： 在当今世界的主流文化中，家是进餐的主要场所，因此食物存在于一种受控制的环境中。但我们组成了一个不断运动变化的社会，这就意味着我们摄入的许多食物是他人提供的。

正确回应： 我们虽然无法控制天气，但我们可以带一把雨伞，穿一件雨衣。膳食安排同样可以如此。

相关技能： 工作时控制好自身饮食习惯；制订个人外出就餐的食物策略；解读餐馆菜单；向服务员提出疑问，提出健康请求；社交时保持自身对于饮食的自主权；经受住劝食者的考验；回避阻挠行为或者将其转化为支持行为。

电影《当哈利遇上莎莉》（ *When Harry Met Sally* ）中有一幕著名的餐馆场景。我说的不是"把她吃的同样给我来一份！"，而是电影中莎莉（梅格·瑞恩扮演）和哈利（比利·克里斯托扮演）从芝加哥大学驾车前往纽约市的过程中，在一家餐馆吃午餐的一个片段。哈利点了"3号"，而莎莉这个极度挑食者开始定制自己的私人午餐，她要求厨师在沙拉上撒上油和醋，在制作苹果馅饼时，加热馅饼并且配以草莓冰淇淋而非香草奶昔和生奶油，而且只要纯天然的，否则就不要。在这时，哈利翻着白眼，表情十分严肃，作为观众，我们也感受到他此刻的恼火。

接下来的 10 年里，哈利日复一日地见证了莎莉的例行之事，他说道："加调料对你来说也太重要了吧！"莎莉接着这样回应道："我只想让它呈现出我想要的状态！"事实上，外出就餐时，我们都应该多向莎莉学习。但只要我们在餐馆就餐时本着选择更加健康的食物的思想，那么我们就可以帮助彼此保持健康。

曾经，外出就餐是为了参加一种预约的特殊场合。比如接受别人的款待或破费款待别人，或是大胆品味某种美食。如今，有些时候人们外出就餐，仍然也是为了迎合这些特定的场合。但是，现在许多人每周都有那么几次，在餐厅、办公室、别人家或者飞机上就餐。外出就餐已经成了我们生活的一部分。而且事实上，如果你经常外出就餐，餐厅食物、外带食物或者自助餐厅食物会对你自身的膳食摄入产生极大的影响，包括你摄入的热量和这些食物所提供的营养物质。

不幸的是，"负面"影响通常占据主导地位，但也不一定。明尼苏达大学的研究人员邀请2300多名年龄在20多岁的男女参与研究。研究发现，前往快餐店就餐频率越高的人，其超重或肥胖的风险就越高，而且他们摄入的甜味饮料、脂肪和热量总体上要比全程服务式餐厅就餐时摄入的多。与之相比，那些前往全程服务式餐厅就餐的人士通常会摄入更多的蔬菜。许多研究已经表明，频繁摄入快餐的人群患肥胖症的风险更高。快餐大多富含热量，其营养价值相对较低，而且富含盐类、脂肪和糖分，这些都会刺激人的食欲，因此食用快餐和患肥胖症这两者之间有关联不足为奇。这一问题不仅是体重问题，也是健康问题。别人制作食物时，你并不知道食物中所含的食材，你自身的健康基本上任由厨师或者主厨的烹饪活动所支配。也难怪澳大利亚的一项研究发现，一周至少吃 2 次外卖的年轻女性具有相当高的空腹血糖及胰岛素水平，这两者都是造成糖尿病及心脏病的危险因素，而少吃外卖的年轻女性这两项指标则相对较低。

我们外出就餐时要想预防此类负面影响，需要注重细节，还要明白点餐技巧。在餐厅，你可以运用自己一直学习并运用于家庭食物选择的同类技能来选择营养均衡的食物。虽然在餐厅就餐更加休闲放松，让你有更多的时间尽情享受食物的风味，品尝不同的食物，但是在你就坐之时，餐厅所营造的氛围将会长时间影响你的饮食习惯。

我有一位病人，他叫本，45 岁，是一名销售主管，他通过自身的惨痛经历明白了这一点。大约 1 年前，他来找我做常规检查，同时向我寻求减肥的建议。在过去 5 年里，他体重增加了 11kg，对此，他困惑不解，不知所措。在我们讨论到他的生活方式时，他体重增加的原因立刻水落石出：工作需求不断增多，意味着打篮球或者健身的时间越来越少，而且他将更多的时间都花在了商务旅行及同客户外出就餐上。最主要的是他经常摄入餐厅食物。幸运的是，这个问题很容易解决。经过那次会诊之后，他养成这样一种习惯，即每餐先吃混有少量调料的蔬菜沙拉、限制面包的摄入量、询问食物制作方式，并减少饮酒量。他也开始更多地忽略甜点。在家里，他和妻子采取措施以改善摄入食物的营养质量，除此之外，本再一次将锻炼视为头等大事。上一次我见到他时，他的体重与之前相比已经减少了 8kg，整个人精神焕发！

本的经历并非不同寻常。美国匹兹堡大学的研究显示，在减肥的前 6 个月内，减少去餐厅吃饭的次数对于帮助超重和肥胖女性减重至关重要；然而，到了 48 个月，其影响就不再如此巨大。到那时，减少甜点、甜味饮料、肉类和奶酪的摄入量，增加水果和蔬菜的摄入量就变得更为重要。

首先，请忽略掉提供自助餐和杂食餐厅。自助餐不仅会激活我们自我放纵的意愿，也会迎合我们特定感官饱足感的弱点（参见第六章）。如果你发现自己无法抗拒自助餐，那么请提前决定食用的食物和分量，并且遵照执行。首先选择沙拉，或是炙烤或烧烤蔬菜，以此来帮助你获得饱腹感，同时避免摄入脂肪和热量集中的食物，如奶酪、加工肉及含乳脂或奶油的食品。

技能：工作时控制好自身饮食习惯

工作时，就自己的饮食习惯而言，你会感觉自己像是环境的受害者。研究表明，当我们有多种食物可供选择且能轻而易举获得时，如果食物触手可及，那么我们摄入的食物通常会更多。因此，在会议期间，如果会议室的桌上摆着一盘饼干，或者同事的桌上总是摆满一碗糖果，那么这时是很难抵住诱惑的（顺便说说，你可能会想，是谁已经抵不住诱惑，将手伸入了装满糖果的碗中？其他人的手又会放在哪儿呢？）。照此细思：你不会让任何人决定某一日你的着装，也不会在外面要下雨时让别人决定你是否要带雨伞。那么，为什么摄入的食物要由别人决定呢？

理想的解决方案可能是在整间办公室内，寻求用更加健康的食物来代替不健康的小吃，如选择一碗新鲜的水果或水果沙拉，或是一大盘生蔬菜、鹰嘴豆泥、萨尔萨辣酱或是鳄梨色拉酱。许多雇主会乐于接受改善雇员自身健康的机会，这是因为雇员如果身体健康，从长期来看，这不仅会减少他们在医疗保险上的花费，还会减少雇员的旷工成本。所以不妨试着在单位的管理体系内工作。

如果上述策略无法奏效，你可以将一些健康的小吃放在桌子上。例如，包装的即食（原味）燕麦片和小包的蔓越莓干或是葡萄干和切碎的核桃仁，或是家庭自制的能量混合食物。再例如，樱桃干、杏子、坚果和全谷物麦片；或是轻便的水果，如苹果、香蕉和克莱门氏小柑橘（参考"小吃建议"以获得更多美妙的小吃主意）。按照这种方式，你可以在聚会或自己准备的健康小吃上桌前控制自身的饥饿感；你从公共糖果盘中获取食物的可能性也会减少。一小口一小口地食用健康小吃甚至能够帮助你在彻底控制食欲前，度过漫长的通勤时光。

小 吃 建 议

一谈到体重管理，许多人认为小吃是禁止事项。如果用正确的方式摄入小吃的话，事实上小吃可以是对你有益的。它不仅能为你的每日饮食增添额外的营养，也能充当两餐之间的桥梁，起到避免过量饮食的作用。其关键在于，提前作出小吃计划，不要同时摄入其他食物。最佳的小吃应含有维生素、矿物质、纤维和（或）植物化学物质，而且要将它们合理搭配。换句话说，它们应该装入碗中或者盘中，分量可以测量，而不是一盒或者一包。下列小吃可以单独食用，也可以组合食用，味道极其美味！

新鲜水果，单独或者融入脱脂酸奶中或搭配无盐花生酱或低脂手撕奶酪。

糙米蛋糕抹上果仁奶油。

切碎的新鲜蔬菜（嫩萝卜、芹菜、甜豌豆、甜椒、番茄和西葫芦）搭配萨尔萨辣酱、鹰嘴豆泥或者脱脂豆。

全谷物椒盐脆饼或低脂饼干。

一个干果和果仁长面包（如一个阿诺德全麦健康坚果面包）或一个低脂、低糖的燕麦条（卡西公司的这类食品很棒）。

低脂或脱脂酸奶或搭配穆兹利。

烤玉米片配萨尔萨辣酱。

一个熟鸡蛋。

看到他人工作期间摄入垃圾食品后,如果你禁不住诱惑想要加入这一行列,那么请在进餐时间离开这一工作区域。带上健康的午餐,离开办公室,来一次轻松的散步之旅,然后在外面或者车中一边听着舒缓的音乐,一边吃着精心准备的食物。这种流逝的时光也许正是医生所要求的!

技能:制订个人外出就餐的食物策略

如果你知道自己要在外面吃晚餐,那么午餐就吃清淡点;如果你午餐在餐厅吃得很丰盛,那么晚餐就在家吃清淡点,且食物要以蔬菜为主。在餐厅,你可以叫服务员端走桌上的面包或者薯条篮,这可以避免你在上菜之前不自觉地触碰这些食物,并且摄入过量。请选择水、苏打水、冰的或热的无糖茶或者未添加糖的饮料。酒精方面要格外小心,一方面,它提供了大量的热量;另一方面,它会对你解除抑制作用,而且对你不加限制,最终你的摄入量可能会远超过原本可能的摄入量。如果你选择了含有酒精的饮品,那么请在开始进食之后再饮用,慢慢抿一小口,细细品味,喝几口水来代替几口你喜欢的酒,从而减少饮酒量,但不减少乐趣。

首先摄入沙拉或者清汤,这有助于减少自身食欲。如有可能,选择含有大量蔬菜的主食,如炒菜、肉串或者配有番茄的青菜拌面,而不是配有奶油、酱油的青菜拌面。如果主菜分量大,考虑和同伴分着吃,或者将主菜分 2 次吃,另一半带回家当作明日的午餐或者晚餐。有一些人就会在上菜之前让服务员将其进行分量切分。2007 年克莱姆森大学的研究人员调查了在餐厅中决定食物分量的主要人员,并且调查了作出此类决定的影响因素。结果表明,食物的外观、成本及顾客期望都是推动食物分量决策的主要因素。这一点毫不令人吃惊,究竟是什么令人大开眼界呢?虽然 76%的受调查主厨认为他们提供的食物分量是"合格"的,但是摆上桌的牛排和意大利面的实际分量要比美国政府推荐的分量多 2~4 倍。因此在拿起餐叉将食物送入口中之前，请好好看一下桌上的食物分量是否合理（你可以运用第四章"我的餐盘"这一指南来进行现状核查）。

坚持选择无鲜奶油覆盖的新鲜水果、烩水果或水果馅饼，或是果汁冰糕为主的甜点。预留一点甜点以备不时之需，或者在某些时刻可以与同座进餐者一起分享。你可以在落座之前作出这些决定。

偶尔改变食物策略是一件好事。但是为了努力养成更加健康的饮食习惯，请试着尽己所能地坚持下去。按照这种方式继续下去，第二日你外出就餐时，就不会有就餐者的那种自责之情。不论是在就餐前、就餐时，还是就餐后，外出就餐都会让你感受到它原有的那种自由与享受。

技能：解读餐馆菜单

在餐厅就餐意味着你需要成为自己的食物侦探。首先，请认真阅读菜单。你可以自动排除不健康的食物。任何带有"皮厚"或"酥脆"字眼的食物，通常是经过半油炸甚至充分油炸的。清炒食物同样如此，因为餐厅在食物中添加的油或黄油量通常要比你自己在家使用的多。除此之外，还要注意带有以下字眼的食物：涂有黄油、添加奶油、糊状、富含、文火烧制或者脆皮。这些字眼都是代表多脂肪、奶油、奶酪及热量的危险信号。

儿 童 因 素

与孩子们一同外出就餐时，没有规定表明你必须迎合他们。你可以选择对你和孩子们均具吸引力的餐厅。寻找那些提供儿童健康菜单的餐厅，其主要特点就是：食物分量比成年人少，不只是油炸食物，而且（或者）他们愿意制作比烤鸡、烤海鲜、烤肉、意大利面等成年人餐更简单的餐种，也许还要加上调料汁。你可以选择两三种孩子喜欢的健康食物，再让他们从筛选列表中进行选择。在根据儿童菜单点餐时，出于健康考虑，尽可能用萝卜、绿豆或者苹果片等来替代油炸食品，同时让孩子们点脱脂牛奶或水来喝。你也可以抓住这一时机，把它作为"施教时刻"，通过给他们提供少许你点的食物来逐步增强孩子们的食物鉴赏力。你知道孩子不可能只是对红点鲑有着潜在的嗜好！

一般来说，你最好不要点烘烤食物、烧烤或者蒸煮的食物。在点肉食时，选择更加精瘦的部分，如牛腿肉、菲力牛排或者里脊肉，又或是羊排，然后让餐厅在烹制之前将肉皮去掉。寻找新鲜制作的主菜沙拉，这些沙拉由各类绿色蔬菜配有蔬菜碎、少许鸡蛋、鸡肉或者海鲜食品，也许还有一些坚果制作而成，能够在一道菜中提供均衡的营养。你可以要求在上面添加低脂调料，同时避免摄入油炸面包丁。

当然，带有"营养"或"有益心脏健康"标签的菜单可以免去点餐过程中的种种猜测。如果这份菜单标明了各类菜肴的热量，也能如此。大多数快餐连锁店都有营养信息，如果并未张贴告知，你就需要向其索要。事实上，耶鲁大学的研究人员发现，与那些收到未标注热量信息菜单的人群相比，人们在收到含有热量值的相同菜单后，会点含有热量较少的食物，并且在进餐期间摄入更少的热量。若这一菜单还涉及成年人每日推荐热量摄入值，这一效果会得到增强。单纯减少热量的难点在于，你之后也许会感到饥饿，从而摄入更多的食物。但是如果你能提升所选食物整体营养质量，那么这些食物将会让你在摄入较少热量的情况下获得持续的饱腹感。

技能：向服务员提出疑问，提出健康请求

通常，我们只是被菜单上的语言所吸引。毕竟，精明的主厨和菜单设计者都明白，巧妙地选择食物形容词会产生多大的诱惑力。他们知道，如果给我们提供正确的描述语，那么我们会不顾一切地点上多汁美味的肉馅饼或焖土鸡肉搭配酥脆的茄子馅饼。但是根据菜单表面信息来点餐是错误的，因为某些菜单中的一些食物具有欺骗性。"煎阿拉斯加大比目鱼"也许听起来比"烤猪排"所含的脂肪量低，但是这要取决于在煎的过程中所添加的油量。含有一点儿奶油的意大利面酱也许听起来就像节食的头号敌人，但事实并非如此，除非主厨在提供12人份的锅中加入3汤匙的意大利面酱。

事实上，你无法知道食物中添加的成分，甚至是专家都很难估计餐厅中食物所含的脂肪量和热量，除非你站在厨房里看着厨师制作食物。美国

公共利益科学中心和纽约大学研究人员开展的一项调查显示，受过专业训练的膳食专家将 5 家餐厅的食物脂肪含量平均低估了 49%，而且将其中所含的热量平均错判了 37%。

　　这就是向服务员询问关于食物制作方式及其中所含成分这类具体问题至关重要的原因。不要对任何事情进行假设。餐厅食物中总是冒出意想不到的食材，这令我时时惊讶。菜单的描述中也许没有提到任何黄油或奶油，甚至菜肴中许多其他的食材已列入菜单，但是我不想摄入不健康的、多余的黄油或奶油，因此我会按例说道："这道菜不加黄油或奶油，谢谢！"就算我认为菜中没有此类成分，我也经常会这样要求。

　　不要怕提要求，只管试着让这些要求简单化、合理化。例如，你也许要一份烤马铃薯或者混合蔬菜，而不是炸薯条，或者是在三明治上加上蛋黄酱。一份食物如果配有培根或者香肠（这两种食材富含脂肪，这一点早就人尽皆知），那么请问一下服务员是否能够用加拿大培根或火腿（这两种食材脂肪含量相对较低）来代替。许多餐厅会在吐司端上桌前抹上黄油，你可以在早餐或者早午餐时点一份干吐司，或者要求在食物上撒上酱油、肉汁或是色拉酱调料，不要大量涂抹调料，然后在挑起一口食物前将餐叉插入食物中。这不仅会让每一口食物更有风味，而且会让你减少脂肪的摄入量。在你要求不添加脂肪后，如果盘中的主菜仍抹有大量黄油，那么请退菜。大多数餐厅会根据顾客的要求改变食物制作方式，如果不能，你应该前往另一家愿意根据你自身偏好制作食物的餐厅！有时候要求加大蒸蔬菜或烤蔬菜这类配菜的分量，减少畜肉、禽肉或鱼肉的分量，对餐厅来说是有好处的。许多餐厅会按照顾客的要求制作食物，因为这会为其节省开支。

最健康菜肴榜单

◆ 意大利菜

　　选择蔬菜通心粉汤、沙拉、意大利面、扒鱿鱼或烤鸡、鱼、海鲜食品或者禽肉食品，这些食物含有番茄酱汁、橄榄油或葡萄酒类调料。避开奶油、奶酪或者肉馅面食，以及含有大量黄油或奶酪的食物。

◆ 中国菜

　　选择清汤（可以考虑一下鸡蛋汤、酸辣汤）、素食、豆腐、海鲜及禽肉食物，这些食物含有大量蔬菜。避免糊状食物或充分油炸食物及炒饭。要求使用最少的油，尽可能选用糙米（不要使用精制大米）。

◆ **墨西哥菜**

选择烧烤食物，不要选择炸鸡、炸鱼或者肉类油炸食物；选择软质面粉或者玉米饼，不要选墨西哥卷饼。使用黑豆代替炸豆泥，避免过量食用奶酪、酸奶油和墨西哥炸玉米片；选择鳄梨色拉酱，它是一种健康酱料，但富含热量，请适量使用该类调味品。

◆ **法国菜**

选择沙拉、清汤炖鱼、蒸贻贝、烤鸡、烤肉或烤鱼、普罗旺斯杂烩及以葡萄酒为佐料烹制而成的食物。不要过量食用奶油、黄油或奶酪及几乎无处不在的炸薯条（也称为法式炸薯条）。

◆ **日本菜**

选择清汤或味噌汤、日本毛豆、沙拉、面汤、寿司或生鱼片（辅以少量酱油或日本白米醋）、烤肉、烤鸡或烤海鲜。就算这道菜是蔬菜类或海鲜类天妇罗，也不是健康食品，因此请不要食用。

◆ **熟食店**

选择全谷物面包及火鸡肉片或鸡胸肉片之类的瘦肉冷盘。不要选择加工程度高、富含脂肪的肉类，如香薰牛肉、咸牛肉，另外选择生菜、番茄和（或）烤蔬菜。要求添加芥末，不要添加蛋黄酱或黄油。

◆ **烤肉馆、小餐馆和快餐连锁店**

避免选用奶酪、油炸面包丁、培根碎块及蛋黄酱马铃薯沙拉或意面沙拉。要求在上面添加适量低脂调料。避免食用汉堡包和油炸食品。

技能：社交时保持自身对于饮食的控制权

进食时同伴会对我们的饮食模式产生明显而微妙的影响，只不过我们通常没有意识到这一点。在一项研究中，荷兰的研究人员在 20 分钟的进食时间段内，通过控制食物分量和其他人的食物摄入量来调查其产生的影响。结果表明，参与者得到大分量食物后，其食物摄入量更大，同时在同伴摄入更多食物时，他们也会相应地摄入更多食物，这是潜在的危害。在一项独立研究中，研究人员发现，与自身进食节奏相比，有同伴陪同进餐的女性 5 秒内进食的可能性更大，这就是所谓"行为模仿"的有力例证。

然而，我们通常没有意识到这些潜在的影响。发表在《健康心理学》（*Health Psychology*）上的 2 项研究报道，研究人员将 122 名女性进行配对，用来检测进餐同伴的存在及其行为对另一名进餐者在进餐状态下食物摄入量的影响方式。在 2 项研究中，每个参与者的食物摄入量存在很强的相似性，但是大多数参与者都明确表示饥饿和口味是影响他们食物摄入量的重要因素，而不是同伴行为。这被称为"社会促进"效应，它意味着与单独进餐相比，其他人陪同进餐可能会让你摄入更多的食物和饮品。

在现实世界中，在节日聚会、晚宴或者是聚餐期间，当你同他人共同进餐时，你会很容易忽视所摄入的食物量，甚至是摄入的食物。你的手可能来回于面包盘或盛着墨西哥炸玉米片的篮子，这个次数多于你所计算的次数。如果菜碗靠近你这边的话，你可能会在数秒内（或者几十分之一秒内）伸向它，仅仅是因为它距离你很近。也许这在一定程度上是因为有人陪同进餐时你很享受和放松，这也会导致你放松手中握着的节制饮食的缰绳。另外，与他人一同进餐意味着你在餐桌前就座的时间更长，这会令你即使在摄入足够食物的情况下还会继续进食。

在参加聚会或者社交活动时，一个不成文的规定似乎就是"尽情吃喝玩乐"。这会很容易打乱你的饮食决策。幸运的是，如果提前做好思想准备，你就不会在第二日饮食过量，也不会后悔自己的饮食行为，你可能会度过美好的一日。在参加社交活动之前，如果你增强自身的成就感和自信感，那么它就会对你有所帮助。如果你在参加活动之前数小时就暗示自己："我很强壮，很健康，我打算保持下去"，那么你参加聚会时就会充满能量，最终会坚持健康的饮食方式。在参加活动期间进行锻炼，这不仅能提前消耗热量，还能让你对自身的饥饿感和饱足信号作出有效回应，帮助你在社交时更好地管控自身的饮食行为。锻炼还可以缓解压力和焦虑感，因此如果你自身社交神经敏感的话，锻炼能够帮助你在社交场所时刻保持清醒的头脑，减少因为情绪性因素而进食的频率。

这也许听起来违反常理，但是摄入某种食物，特别是蛋白质类食物（也许是煮鸡蛋或是 1 块奶酪和 1 个苹果），以及预先喝点水都能帮助你在到达社交场合时减弱自身的饥饿感，增强自我决心。一旦到达社交场所，建议你首先摄入蔬菜或清汤等低热量食物，这使你能够很好地控制自己对于其他食物的欲望。你也可以带一种食物到聚会上，然后用低脂沙司或颜色丰富的水果沙拉将其做成一盘精美的蔬菜沙拉。通过这种方式，你就会知道至少有一种健康而且热量低的食物可以供自己尽情享用。由于美国大多数成年人在自身体重问题中挣扎，因此聚会人士会欣然接受这类健康食品，而且聚会主人也会感激你所作出的贡献，因为这意味着他们可以少准备一种食物。

框 9-1　来自你自己从来都不知道的事件集

　　根据位于得克萨斯州的萨姆休斯顿州立大学的研究，超重人群外出时摄入的食物分量通常要比体重正常的人群多。这一研究结论就是：超重人群对刺激食欲的环境信号似乎更加敏感。又一项研究表明，当其他一同进餐的人即将摄入过量食物时，人们也会相应地摄入更多食物。

　　你要有意识地缓慢进食，彻底咀嚼食物，并且间歇性停顿来反思你此刻的满足程度。在餐桌前就餐或者聚餐时，你要努力使自己的进食速度比其他人慢。如果你最后开始进餐，并且最晚结束用餐，那么你会吃得更香（尽享美味），而且你也会在进食更少的情况下达到满足感（同时，二次进食的可能性也会降低）。甚至由于时间的关系，主人可能不会注意你的进食量（或剩菜量）。

　　在任何社交场合，如果你提醒自己现身此处的真实原因是为了见一下老朋友或者一些新面孔，那么摄入食物就是次要的。牢记自己的真实目的有助于你抑制聚会时可能产生的冲动性进食。除此之外，它也有助于你通过确定会面交谈的对象，将焦点从食物中完全转移。最终不管你摄入食物与否，你都能够度过愉快的时光。

技能：经受住劝食者的考验

　　乍一看，这似乎令人吃惊，但是来自同伴的压力，事实上特别普遍，而且还有点令人困惑不解。这就好比，除了你自己的汽车，你不可能随便拉开一辆汽车的驾驶室门，然后点火启动离开。而且通常来说，你可能不会使用同事的口红或者手帕。你可能也不会让其他人决定你在某一日的穿着，是否要携带雨伞，或者是否使用香水或除臭剂。因此听从别人为我们作出与食物相关的建议，这一想法简直荒谬，但是我们终会发现自己可以接受让其他人决定我们摄入的食物、进餐时间及摄入量。

自古以来，人类就通过款待、食物和宴会的方式来互相表达喜爱之情。在美国，父母会用炸薯条、棒棒糖和冰淇淋来表达对孩子们的爱。拥有不同文化背景的母亲和祖母们通常都会通过丰盛的食物呈现满满的爱，如果你对于吃光所有食物满腹抱怨，那么此时你就会产生内疚之情，还有很多贫困地区的孩子们吃不饱饭呢！事实上确实如此，但是整体而言，大部分国家在其现代化进程中正在遭受全球性的肥胖流行病的折磨。与此同时，在家庭聚会、办公室午餐或者其他社交场合，人们会鼓励你多吃，吃得比你想要摄入的还要多。这是因为他们此刻正在大量进食，他们想要你也参与其中。

解决这一问题的一个办法就是提升境界。不要屈服于同伴的压力，你要告诉他们你决心摄入更健康的膳食，并且要求他们对你自身的努力给予支持。请记住：美国大多数成年人处于超重状态，许多人正在应对如高血压或者糖尿病的慢性健康问题，这种健康问题同超重存在联系，因此你的举动可能会对社交圈内的这类人群产生积极影响。不要让其他人摧毁你的决心，你要激励他们加入你的行列，一起努力改善自身营养和健康状况，互相寻求有效支持。没有章程规定只有非健康的饮食习惯具有感染性，那么为什么不将自身健康的饮食方式传播给朋友和你所爱的人呢？

如果这一策略无法奏效，那么你可以随机应变，然后开始启动另一套计划。例如，在人们劝你摄入大量食物时，你要向他们解释你正在努力减少食物摄入，以便能够减肥、降低胆固醇或者降低血压，最终通过这种方式控制饮食。也许你不能对他们吃的或提供的食物抱有怨言，但是出于健康的原因，你也应当坚守自己的立场。就改变饮食模式而言，有时候人们更愿意接受健康相关的理由，而非体重相关的理由。这一问题似乎总是难以解决。

如果因为聚会主人费力准备食物或者这一场合意义重大，你必须摄入蛋糕或者所有食物，那么你可以留下一种你正在享受的印象：吃一两口，看起来你正参与其中，然后将你的餐盘放在一边。或者你可以说，食物看起来太棒了，但是你刚刚享受过了美味的食物，再也吃不下任何其他食物，然后询问是否可以带一块回家，以备明日之食。对带回去的食物，你可以决定是吃掉还是丢弃，没有任何压力。

技能：回避阻挠行为或者将其转化为支持

就算和亲密的朋友或者家庭成员间，你也会遇到文献中所谓的阻挠或者社会阻止。这类情况可能是这样的：你正在努力减肥，也许为了让你振作，你的朋友劝你再吃 1 块比萨，或者另外一个重要人物带给你一盒巧克力，但这些正是你努力避免的食物！有时候，可能是关心你的人看见你正在苦苦挣扎，想让你振作起来，那么这种行为是善意的。但是有时候却并非如此。

通常，这种行为的阻挠者因为你努力减肥而感觉受到威胁，或者担心你的健康状况、生命力或者面貌发生变化会改变你们之间关系的动态（在这种情况下，你对他的些许关心和安慰或许就可以使其恢复正常）。阻挠者可能会对你掌控自身健康的能力心怀羡慕，也会感到相形见绌。有时候即使是你自己在推动这一改变，但由于他们安于现状，因此抗拒改变。有时候人们不通过言语或者其他方式来表达喜欢之情，而是通过赠送大量食物来阻挠改变，这种表达爱慕之情的方式已经过时啦！

总之，不管这种阻挠行为是有意为之，还是无心之举，是一片好心，还是恶意满怀，这都不重要。最终还是要由你来处理这一问题。我们先来谈谈"丑陋之人"，因为对付这类人最为轻松。在你实现个人健康目标的道路中，若有人真想让你半途而废，那么就请按照你认为合适的方式避开他、忽视他，或者对其进行严厉批评。

如果阻挠行为是无心之举或者出于一片好心，而且是你的朋友或者心爱之人作出的，请你冷静地和他们谈一谈，并且向他们说明你需要他们的帮助，告诉他们什么形式的帮助是你能接受的。你也可以这样说："你知道的，我正在减肥（或进行健康饮食）。我知道你让我吃甜食（或者任何食物）的目的是好的，但是如果你不这样做的话我会真心感激你，因为我真的很难抵制诱惑！如果你能帮助我、支持我，让我坚持自己的预定计划，我会真心感激你的。我能指望你这样做吗？"阻挠行为只在暗地里奏效，因此一旦你指出这一点，它就可能枯萎、凋亡。

更幸运的是，你可以用社会契约这种新办法来解决问题。同你所关心的人达成协议是改变自身行为的一种高度有效的方式。一方面，在你寻求他人帮助时，你正在将自身目标公开，时刻保持一种责任感；另一方面，因为你让别人加入到你改变自身生活方式的进程中，你会得到另外一种社会支持。在你告知对方他能如何为你提供帮助的最佳方式时，务必尽可能具体，无论是正合时宜地帮助你监督自身行为的鼓舞之语，还是和你一同寻找健康饮食。请解决其中的猜忌问题。

无须在同他人共度时光与健康饮食之间进行抉择。经过不断努力后，你可以将危险关系转化为不断提供有效支持的源泉，从而帮助你实现改善膳食和自身健康的目标。把它看作一种方式，利用这种方式将餐桌对你的饮食习惯所施加的潜在负面影响转化为积极的、促进健康的影响。

预防疾病注意事项
- 自带膳食和小吃，提前做好计划，掌控工作期间的饮食习惯。
- 决定摄入的食物、饮品和其分量，从而建立个人外出就餐的食物策略，并且持之以恒。
- 辨别有益儿童健康的餐厅（或者菜单），确保餐厅提供适合儿童分量的健康食物。
- 坚持合理的食物分量，剩菜打包带回家，或者与他人分食。
- 学会寻找关键词来解读餐厅菜单。
- 询问服务员关于食物成分和制作工艺的问题，并且要求对食材作出巧妙、健康的改良或者删减。
- 在社交场合有步骤地（如参加聚会前稍微进食，到场后关注社交活动而非饮食）控制自身食物和饮品的摄入量。
- 礼貌面对、逃避或者婉拒劝食者，不要为了使其高兴而向其屈服。
- 避开他人的阻挠，向他们寻求具体帮助，从而努力将阻挠者变为同盟者。

第十章
活动身体，降低健康风险

挑战： 随着技术的不断发展，传统的人工劳动逐渐被取代。除此之外，现代社会的人们事务缠身，很难做到定期锻炼。

正确回应： 承认锻炼理应优先，同时确认身体不断适应的自然状态，如睡眠之类的身体活动，只要投入时间就会获得回报。其回报方式是改善健康、提高注意力、增强积极性和提高整体的生产力。

相关技能： 了解定期锻炼产生的益处；发现自身越发积极的个人动机；向停止锻炼的借口发起挑战；寻找适合自身的锻炼方式；设计合适的锻炼计划；安排锻炼时间；保持锻炼的新鲜度和激励度；学会热爱积极锻炼产生的活力。

久坐是导致心脏病、卒中、糖尿病、骨质疏松症、各类癌症和早逝的主要因素之一。已有证据表明，定期锻炼有助于降低心血管疾病、2 型糖尿病、高血压、乳腺癌和结肠癌，以及其他威胁生命健康的疾病风险。与久坐相比，定期锻炼能够将主要的慢性疾病的发病风险降低 50%。没错，就是 50%！

一直以来，缺乏体育运动被认为是导致美国人早逝的三大诱因之一，但是近期发表于《柳叶刀》的针对全球证据而形成的文章表明世界上每年因缺乏体育运动而早逝的人占全球总死亡人数的 10%。除此之外，澳大利亚悉尼大学研究人员邀请了 222 497 名志愿者参与研究，这批志愿者年龄在 45 岁以上。通过研究发现，每日久坐 8～10 小时的人群的死亡率比其他人群高 15%，而每日久坐 11 小时及以上的人群的死亡率比其他人群高 40%。这一研究结果在男性和女性、超重人群和偏瘦人群、锻炼人群和缺乏锻炼人群中都是一致的。换言之，每日久坐简直就是在损害自身健康。

　　从进化的角度来看，人类因运动而发展，而不是久坐不动。在这个自动化时代，运动已经不再是生活的一部分。我们不再打猎觅食，外卖通常会送货上门。我们在网上办理银行业务，直接在上面进行存款。我们也不必亲自前往同事的办公室商讨事情，只需要一个电话或者一封邮件就能马上进行沟通。我们也不必亲自前往实体店购买生活必需品、衣服或者其他商品；我们可以在网上订购自己想要或者需要的商品，然后商品会被直接送货上门。

　　对于成年人和孩子来说，锻炼已经被挤出每日的日程安排。虽然肥胖症和 2 型糖尿病在儿童之间流行蔓延，但是越来越多的学校不但没有增加体育课，反而缩减体育课。即使存在有力证据证明上学期间良好的体育锻炼不仅不会干扰学习，还有助于保持或者提高学生的学业成绩，但是缩减体育课的事情仍在发生。田纳西州大学（位于诺克斯维尔）的研究人员进行的一项研究表明，身体更健康，特别是心肺耐力、肌肉强度和耐力指标更佳的中学生，他们所取得的成绩更好，而且在标准化考试中要比班上其他同学表现得更佳。数年来，美国有将近 40% 的成年人表示他们从不锻炼。近来，越来越多的研究结果也展现出了一个更为糟糕的局面。最新的研究显示，在采用加速计来测量美国人实际运动的情况下，18～59 岁的美国成年人中，仅有 3.5% 的人达到了政府所提倡的锻炼最低推荐数值，即每周参加 150 分钟的中等强度运动。没错，只有 3.5%！

　　这种生活方式已经上升成为一种社会现象，现在各种研究将其称为"静态生活"，而且对其描述各有不同。例如，有的指人们所进行的中等到剧烈锻炼中，其所消耗的能量还不及每日摄入能量（卡路里）的 10%；有的指在休息时间长时间静坐，或是两者兼有。相比较而言，在大众文化中，静态生活通常是指过多进行具有下列行为的生活：缺乏运动，热量消耗低，如看电视。与此同时，由于静坐不动这一行为会导致危害健康的严重后果，因此，与"动态生理学"相对的"静态生理学"已经日益成为科学探究的焦点。无论你对此有何看法，我们都因为久坐不锻炼而体重不断增加，患上各种慢性疾病的风险也在逐渐上升。

　　但是我们的命运不应如此。幸运的是，有一个相当简单的应对之策，那就是多运动！的确如此！2012 年发表于《英国医学杂志》（*British Medical*

Journal）的一项研究表明，只需要将每日静坐的时间减少至 3 小时以下，人们的平均预期寿命就可以增加 2 年。无可否认，对于上班族来说，这一点很难做到，但是，即使一日中多起身走动走动也是有好处的。《美国医学杂志》（*JAMA*）上发布的一项研究表明，对于那些易患 2 型糖尿病的儿童来说，一周 5 次，每次仅 20 分钟的有氧运动将是他们"患"与"不患"的关键。我们从糖尿病预防计划了解到，对于将近 2/3 处于危险期的成年人而言，适度改善体重、活动和饮食能够预防糖尿病。美国国家体重控制登记处是目前最大的持续减肥数据中心，其数据表明，对减掉大量体重的人士来说，就算每日进行适度活动也有益于长期保持现有体重，而且似乎具有普适性。除此之外，科罗拉多大学的一项研究发现，随着年龄的增加，健康的成年人通常会经历数组基因表达增多的现象，而且这些基因会引发炎症和氧化应激反应，但是经常性、习惯性的锻炼可以帮助人们改善这些问题。

技能：感激定期锻炼产生的益处

近年来，有这样一则消息不断传出并引发强烈反响：中度的锻炼也会产生极大的健康益处，且个中缘由并不神秘。锻炼期间，血液中的氧含量增多，血液不断流向肌肉和肺部，人体内释放天然的镇痛药（如内啡肽），这可提高人自身的幸福感。定期锻炼不仅会带来巨大的生理益处，如控制人体的血压、胆固醇和血糖等，也会减轻人体内隐藏的有害炎症，从而降低罹患各类慢性疾病的风险。

久而久之，定期有氧运动也会提升人体耐力，促进体重控制，增强心脏功能，改善心情，增强人体肌肉功能及人体免疫功能。除此之外，也许还可以帮助人们预防感冒、流行性感冒类传染性疾病，抵御癌症等疾病的长期威胁。负重锻炼和力量训练会增强和保护人体骨骼，从而降低罹患骨质疏松症的风险。对于男性和女性而言，锻炼可以维持人体内的激素水平，增加性器官的血液流入量（从而增强性功能和性反应能力）及提升自我形象，从而改善其性功能，这对于改善心情也至关重要。近期，新西兰的研究甚至发现，在人们戒烟的过程中，锻炼有助于减轻依赖和断瘾状态。不仅如此，定期锻炼也能帮助人们降低各类疾病复发的风险。这也是为什么心脏康复计划要引入锻炼来强化心血管功能，从而预防心脏病复发的原因。这项计划旨在帮助人们在心脏病及心脏手术后得以恢复元气。除此之外，通过浏览医学文献，美国国家癌症研究所的研究人员发现了"一致证据"，证据表明，通过对癌症幸存者生活习惯的研究分析，他们发现锻炼甚至与降低乳腺癌、直肠癌及其他因素的死亡率有关。

健康与肥胖之争

许多研究显示，除人体自身的重量外，一个人的健康水平对其健康与活力、慢性疾病罹患风险，甚至自身寿命都有很大的影响。得克萨斯州库伯诊所的史蒂芬·布莱尔博士因对于"健康与肥胖"的辩论而声名远扬，他指出，一个人就算身体肥胖，也可以很健康。同理，人们通过健身也可以拥有健康的身体。毋庸置疑，保持身材纤瘦和健康会有很多益处，你可以通过锻炼来帮助自己减肥，但前提是你在控制热量摄入的同时，能够促进能量守恒公式的另一部分，即"热量消耗"的增加。如果你以中等步伐步行 30 分钟，那么就会燃烧掉 200cal 热量。每日坚持这种锻炼方式，并控制摄入的食物，一周后你的体重将减少 450g。坚持一年，你的体重将减少 11.3kg。

但这无法真实衡量锻炼的价值。如果你锻炼自身肌肉，它们就会增强一点儿，但是不会变成大块肌肉，而是变得结实强壮，最终你的肌肉质量会提高。与人体脂肪相比，肌肉的新陈代谢更旺盛，这意味着就算处于休息状态，肌肉燃烧的能量（或热量）也会更多。因此如果你体内的肌肉重量增加了 900g，你平均每日会多消耗 30~50cal 热量来维持目前的体重水平。例如，每周 3 次，每次锻炼 20 分钟，就算你处于睡眠状态也会消耗更多的热量。我们接下来谈谈锻炼这种投资能带给你的巨大收益吧。

最主要的一点是，不论我们多高或者多瘦，身体健康对我们每一个人而言都是有益的。另外，已有证据表明，定期锻炼对于帮助减肥效果明显的人士维持更加显瘦的状态至关重要。在美国国家体重控制登记处，我们拥有长期成功维持显著瘦身成果的最佳数据，数据显示，从全球来看，成功减肥准则中几乎都包含定期锻炼这一要素。

如果这所有的一切不足以抵挡沙发的诱惑，那么请考虑一下这点：锻炼有益于我们的大脑功能和内心的情绪状态。锻炼促使脑部和身体的血液及氧气输送量的增加，在改善注意力和效率的同时，降低了人们罹患阿尔兹海默病（Alzheimer disease）及其他类型的痴呆（dementia）的风险。事实上，发表于美国《内科学记事》（*Annals of Internal Medicine*）上的一项研究发现，中年阶段心肺健康水平最高的人群，在今后生活中被诊断出患有痴呆的可能性会减少 36%。

锻炼也为增强学习能力和记忆力打下基础。它不仅可以改善情绪和注意力，还可以缓解焦虑感和沮丧感。事实上，杜克大学的研究已经发现，有氧运动在治疗重大抑郁症方面与抗抑郁剂有同样的效果，而且依赖运动疗法的人群复发的概率要低于采用药物疗法的人群。锻炼也会减弱某些应激反应，甚至会逆转大脑内的部分衰老迹象。这些反应部分可能是由于锻炼引发了改善情绪的激素［如内啡肽、血清素（serotonin）、去甲肾上腺素（norepinephrine）和多巴胺（dopamine）之类的大脑神经递质（neurotransmitters），以及脑源性神经营养因子（brain-derived neurotropic factor）等］的释放。

然而，正如医学博士约翰·瑞迪在《运动改造大脑》（*Spark: The Revolutionary New Science of Exercise and the Brain*）一书中所说：甚至连精神科医生也没有认识到，压力过度会损坏颅内神经细胞间的关键联系，或者长期抑郁症会导致大脑内某些区域缩小。他说："而且他们不知道，锻炼反而会释放大量的神经化学物质和生长因子，他们能够逆转上述过程，从生理上促进脑部发展。事实上，脑部反应就像肌肉一样，用而生长，止而萎缩。"

锻炼对我们的身心健康有益，但我们绝大多数人却没有经常锻炼。事实上，我们都隐藏有原生动物的生命力，每一个人都应该得到尊重、尊敬和养育。这与残疾正好相反。试想一下：当你看到某人坐在轮椅上，因为他行动受限，你可能会为他感到遗憾、难过。然而我们中那些无比幸运且下肢健全的人却没有好好利用双腿，反而在浪费自己的这种生理能力。照此思考，你可能认为我们正处在一种微妙而又常见的认知失调中，因为我们的双腿是用于行走、奔跑、跳舞、跳跃和攀爬的，不是白白浪费的。锻炼和良好健康赐予的生命力让我们的生活更加愉悦，而且这种生命力是先进技术也无法复制的。为什么有人会自愿将其抛弃？如果有人试图将其从我们身边夺走，那么我们必定会誓死守卫！客观来说，为日常体育锻炼找一个理由非常的容易，且其依据再有力不过了。如果每日活动身体，那么你不仅能延长数年的寿命，还能提升生命质量。如果只是久坐不动，你将无法获得这两样益处。由此来看，锻炼与久坐孰优孰劣，显而易见。

技能：发现自身越发积极的个人动机

　　如果理解和重视定期锻炼所产生的所有潜在生理和心理益处，你就不会将锻炼视作例行公事，反而会受到激励，进而从内心接受锻炼。但是你可能需要将自身的动机引向正确的方向。正如之前提到的，对于人们来说，在人生中动机存在冲突是常见之事。你也许确实想要为了获得健康而增加锻炼，但是却总是提出时间紧张等不想锻炼的众多理由，当这些原因发生冲突时，你会对是否改变自身习惯感到矛盾万分。幸运的是，通过权衡提升锻炼水平与保持静坐之间的利弊得失，你可以将天平朝着积极的方向倾斜。

　　有一种最简单的方法可以帮你做到这一点，那就是创建决策平衡表（如第二章所述）。在决策平衡表中，你在一列中列出进行改变的预期优势，然后在另一列列出进行改变的劣势。可以简单列表，也可以扩大列表来囊括维持现状的优势与劣势（表 10.1）。如果你能够找到新的内容来添加到"增强锻炼"下的"优势"列，或者"保持静坐"下的"劣势"列，能想出一些理由来删除"增强锻炼"下的"劣势"列，或者"保持静坐"下的"优势"列，那么经过分析后你会得出新的结论。如果列表中的优势轻而易举地胜过劣势，那么你可以质疑不进行改变的理由，最终将天平向作出改变这边倾斜。

　　你可以有意地将决策平衡表中锻炼身体的优势放至一旁。长期锻炼会对你的身体、心智和腰围带来各种益处。例如，改善心血管、呼吸和人体免疫功能；提供更好更多的能量，增强幸福感；减少焦虑，减缓抑郁，增强情绪管控能力；增强肌肉张力；改善面色；增强性功能等。你可以通过标注这些益处来做到这一点。产生改变自身行为的激情，也许需要积极的思考，但这是值得我们付出努力的。理论上，上述的某些信息会对我们有所帮助，但是只有当你准备就绪时，它才会真正对我们有所帮助。这正是你的矛盾所在，但是只有你自己能够改变这一切。

表 10.1　增强锻炼的决策平衡表

	增强锻炼		
优势	有助于减肥 有益于健康 能产生更多能量 改善自身性生活 我的情绪会好转	劣势	这是一件难事 需要花费时间 我讨厌弹力纤维 锻炼时我的关节会受伤
	保持静坐		
优势	很容易 省时 不必流汗 不会感到不适	劣势	无法帮助减肥 无法改善健康 我会增重 不会感到更多活力 无法增强肌肉张力

　　只需通过创建决策平衡表，然后对其进行审度，自然而然，你会发现你所需的前进动力会不断增强。支持你锻炼的理由越是符合你个人实际，那么效果就越好。事实上，我们每日都在说服自己做许多事，不妨把锻炼看作一次契机，让自己相信它是值得做的，且是有益身心和寿命的事情。将现有的这张表格复印一份然后保存起来，当前往健身房、慢跑小路或者球场的动机减弱时，你可以参考一下。另外需要考虑的关键问题是：你也许受到激励想进行锻炼，但是因为过于害怕而没有开始。你知道锻炼的价值，但是你不知道如何安排时间等问题，因此开始锻炼对你而言似乎太过艰难。如果是这样的话，请继续阅读，因为本章及下一章的许多内容就是关于上述问题的解决方法。

框 10-1　来自你自己从来都不知道的事件集

　　最近，荷兰的一项研究发现，接触健身广告会产生有趣的效果：在进食午餐前观看与健身相关的广告的人比那些观看中性广告的人一顿饭摄入的热量少近 22%。这暗示什么？牢记与健康相关的信息能够帮助你控制自身饮食。

技能：向停止锻炼的借口发起挑战

一说到为什么无法健身锻炼，许多人就能说会道，俨然成为这方面的专家，但是这些理由很少是正当的。事实上，锻炼对于改善生活的诸多方面重要至极，以至于对我们所有人而言，它应该是优先事项。多年来，我听过许多病人说自己忙碌不堪从而无暇锻炼；由于锻炼带来的益处远比消耗的时间重要，因此，虽然过去我总认为我很忙，但是也会抽出时间锻炼。

在调查了人们锻炼时所面临的最常见障碍后，我在耶鲁大学的研究团队发现，不知如何开始锻炼计划和日程安排上面临的挑战、缺乏社会支持、动机或能量不足及资金限制都位于阻碍榜单前列。但是庆幸的是：有技能和策略能够帮助大多数人跨越或者避开这些障碍，从而积极锻炼，让我们以逆序越过这些障碍从而开始锻炼。你可以散散步或者跑跑步，这些都是免费的，你不用花一毛钱，因此资金限制是最容易克服的障碍。除此之外，打开收音机，然后翩翩起舞半小时，无论你身居何处，就算没有完全免费的运动方式，那么肯定也有一种不怎么花钱的运动方式。

就动机和能量不足而言，如之前强调的那样，你可能要不懈追寻动机，但是你能更容易解决能量不足这一问题。这可能令人吃惊，但是科学研究证据不断表明，定期锻炼还能改善健康成年人无精打采、疲惫不堪的状态。除了增强力量和耐力外，有氧运动能够促进全身的血氧流动，你会感到更加警觉和专注，你的精力也会更加充沛。经常锻炼具有激发精神的效果，如果锻炼没能令你重新焕发生机，那么尝试不同的时间或者不同的锻炼强度，直至发现令你恢复生机的锻炼模式。你如果由于睡眠不佳而缺乏能量，请参考第十二章。无论是在健身房寻找锻炼伙伴，还是将孩子托付给另一半或邻居照顾等方式，都可以解决社会支持问题，或者说缺乏社会支持的问题，以便你有暇健身。

问题在于，你应该运用创造性思维逐一迎战，驳斥自身借口。你要认真思考你声称阻碍自身锻炼的事情，然后想一想，首先是你所谓的这些事情是否真的正确无误；其次是你如何能够避开这一障碍或者设法有效解决这一障碍。这也有助于提醒自己为了受益于定期锻炼而持之以恒，除此之外，定期锻炼会增强你解决障碍的决心。

尽管许多人认为只有剧烈而持续的锻炼才会对健康产生益处，其实不然。每日坚持锻炼 20～30 分钟，即使就像每日走楼梯或者在超市周围散步一样，也能够达到剧烈运动所致的心血管益处效果的 85%。有趣的是，位于菲尼克斯的亚利桑那州立大学的一项研究发现，高血压前期（高血压前兆）的男性一日平均分批做 3 次 10 分钟的有氧运动后，24 小时内，他们的收缩压比那些一个周期运动 30 分钟的男性下降得更多。由此可以看出，短周期的锻炼也是有利于健康的。

技能：寻找适合自身的锻炼方式

确定符合个人偏好和生活方式的活动，选择令自身舒适（与疗愈系食物同等效果的锻炼方式）、能为你提供能量或者从某种程度上令你愉悦的运动方式，才是关键所在。就持久力锻炼来说，你必须享受这种锻炼方式。除了你的身体可以受益其中，其他方面也能如此。从这方面来说，最适合你的朋友、同事或者邻居的运动并非你的最佳选择。如果你喜欢跑步，那就奔跑吧；如果你喜欢远足，那就去远足吧；如果你喜欢跳舞，那就舞动起来。不要因为你不喜欢某种特定的锻炼方式就认为自己不喜欢锻炼。你的身体天生就是要运动的，但是推动你进行锻炼的原因却各不相同。

选择了可能极为适合你的锻炼活动后，你可以从生理、心理、情感和社会角度思考：你到底想通过锻炼获得什么？是充沛的精力、竞争力，或者寻求肾上腺激素增加吗？至于锻炼，你喜欢思考到何种程度，制订何种战略，内心的参与程度有多高？也许只是因为久坐桌前数小时，你想要缓解僵硬的肌肉，释放压抑的能量。也许在受到打击之后，你想要释放内心的沮丧和压力。也许你首先要做的就是参与身心活动，这种活动会让你集中注意力，同时也会让你感到内心平静。也许你会想在运动时获得友情，或者与他人互动。

如果你对于锻炼活动一无所知，你可能就不得不尝试多种锻炼活动并且反复试验，或者就你特别喜欢的某种活动，以及可能吸引你的活动，你可以向朋友、家人甚至是健身馆指导人员进行询问，最终找到适合你的锻炼活动。一旦如实地评估这些要素，你就可以轻而易举地找到符合你个人偏好的活动。例如，如果你重视社交因素，你可能会喜欢上课，或者参加单车俱乐部，或是陪朋友一起散步或慢跑，带来的益处就是你和一起活动的朋友能够互相激励、互相依赖。而且在别人依赖你之际，你逃避锻炼会变得更加困难。如果你不喜欢喘不上气或者汗如雨下的这种感觉，你可能偏好于瑜伽或者普拉提这类更加柔和的集体锻炼。对于那些确实喜欢突破自我极限的人而言，动感单车课程可能是一个不错的选择。如果你偏好单独行动，你也许适合慢走、骑自行车、游泳、渐进式重量训练，或是独自使用爬楼梯机或踏步机之类的有氧健身器。

框 10-2　来自你自己从来都不知道的事件集

一项来自挪威的研究表明，就算因为缺乏锻炼而导致目前肌肉开始衰退，肌肉也保留了此前健康水平的记忆。随着力量训练（该研究中使用的锻炼形式）而增殖的肌肉细胞核在后期缺乏锻炼的过程中并没有消失，它们保留在不同的肌肉纤维中。因此就像你永远不会忘记如何骑自行车一样，如果你过去经常参加举重、游泳或者滑雪障碍赛的话，你自身的肌肉会记得其中的方法，而且它们能够在再次训练的情况下保持之前的健康水平。

如果你倾向于竞技运动，你可能会喜欢打网球、壁球或者回力球。如果你更喜欢合作，篮球、排球或者足球等团体运动及集体登山甚至是参加同步性极高的舞蹈班可能会对你产生吸引力。如果你在锻炼期间喜欢集中注意力，那么壁球或者太极、空手道等武术运动对你而言可能是不错的选择。相比而言，如果你喜欢开小差或者有韵律感的事情，那么在听音乐的同时使用有氧健身器对你会是不错的选择，游泳或者滑冰也可能会对你产生吸引力。每一个人都能找到适合自己的某种锻炼方式，这话不假。

技能：设计适合自己的锻炼计划

无论机会何时出现，只要选择运动，你就可以轻易将某种锻炼活动纳入你的日程。哪怕是一点点的运动（第十一章会讲述这一秘密方式），而且锻炼完全不必一次完成，可以一日数次累计完成，但是如果一次完成锻炼这种方式对你奏效的话，你也可以这样做。从促进健康的角度来看，达到每周5次，每次30分钟的适度有氧运动这一目标即可，而且有很多你能想到的方法来帮助你实现这一目标。

一项完整的健身计划应该包括心肺（也称有氧）运动、肌肉强度、肌肉耐力和肌肉柔韧性训练。这听起来可能难以完成，但是如果你使用许多组织推荐的FITT准则（它是从事体育锻炼，保持健康所必须采用的基本监控原则）的话，它就并非难事。

F：代表频度。它是指进行某项特定锻炼活动的频率。推荐频率是每周进行5次，每次30分钟的中度有氧运动；每周连续2～3次进行力量训练；每周2～3次进行伸展运动来维持身体柔韧度。

I：代表强度。你可以用有很多数值来确定有氧运动的强度，但是我建议尽量简单点。在你意识到自己的心率增加、呼吸速率增加，但是仍然可以说出完整的句子的时候，属于中度运动。如果讲话都困难，那么你已经跨过了中度运动，达到剧烈运动的程度。就中度运动而言，推荐一周共完成150分钟的运动量，这是最低运动量；如果你选择剧烈运动，推荐的最小运动强度为每周75分钟。至于力量训练，你应该保持正确的锻炼方式，并达到肌肉疲劳而非肌肉坏死的程度，在此特别推荐进行2～3套8～20次的重复训练。伸展运动应该是轻微的拉伸，而非使你感到不适的程度。

T：代表时间。至于有氧运动，你可以选择30～60分钟的持续运动或间歇性运动（10分钟1次，每日累计完成）；至于力量训练，通常来说20～60分钟足矣；至于伸展运动，其目标是进行下一个动作前保持伸展姿势20～60秒。

T：代表类型。心肺或者有氧运动是一种持续的、消耗更多氧气、牵动更大肌肉群的运动，它包括步行、慢跑、骑单车、游泳、爬楼梯、跳舞、滑冰、滑雪、使用有氧健身器或者如网球或足球等进行与身体运动相关的体育活动。力量训练主要挑战的是肌肉骨骼系统（musculoskeletal system）要对抗重力，如重力器械、阻力带、壶铃或者自身体重。柔韧性训练包括拉伸肌肉，以及通过最大范围的运动（伸展运动、瑜伽、普拉提之类）安全活动关节。

选择自己喜欢的运动，通过各种方式将其混合配对来吸引你。你可以按照个人喜好对运动方式进行组合，可以一次完成或是分组进行，也可以选择每日或是一周数日内进行运动。瞄准 FITT 的目标才是重要的，无论如何这都会对你奏效。

按数字进行锻炼

如果想要培养更加积极健康的生活方式，除了关注 FITT 准则外，你要将下列重要数字铭记于心，这有助于你安全而持续地进行锻炼。

10 分钟：如果你在某日不想锻炼，坚持快步走或者骑自行车等运动 10 分钟即可，你的情绪很可能会因此得到好转。你也可能决定继续运动。如果不决定继续运动，你至少已经运动了，从而促进自身健康，为控制体重作出了努力。

48 小时：这是 2 日内最大的小时数值！如果你尝试将锻炼变成自身习惯的话，你应该离不开锻炼。

10%～20%：这是健康水平方面你取得进展的程度，20%是你从本周到下周增加锻炼强度和持久度的最大量，否则你容易受伤和身心疲惫。因此，如果你有时 1 日快走 30 分钟的话，你最好将持续时间增至 1 周 33～36 分钟，之后再逐步延长。

10 000 步：这是目前推荐的每日应该尝试达到的步数。使用便宜的计步器可以很容易追踪每日步数。

技能：安排锻炼时间

如果你能够轻而易举地找到符合自身日常安排的活动和场地，那就太理想了。如果你能找到一家离家近或者靠近工作单位的健身馆、球场或者一条慢跑路线，定期锻炼就会更加容易。如果你在家抚育孩子的话，你可能想要选择有育儿场所的健康俱乐部。如果与其他日程安排发生冲突时，你可以尝试在早晨的早些时候、在中午的休息时间，或是晚上的早些时候进行锻炼。如果你习惯将这一时间固定，且毫不更改的话，你甚至会忘记日程本中的这一时间段，就好像这是一次重要的商务活动或者医生预约，久而久之，你坚持锻炼的可能性就更大。这就是健康习惯形成的方式。

当你的日历开始变得密密麻麻后，你可以将锻炼社交化，从而以一种积极的方式完成多重任务。你下班后和朋友碰面不要一起去喝酒或者共进晚餐，不妨和他一起参加晚间锻炼课程或者一起快走，再或是一起慢跑。同样地，你可以通过远足、骑自行车或者和孩子们捉迷藏的方式将家庭时间同运动联系起来。带上同伴进入锻炼模式，会保持锻炼的生动性、新鲜度、鼓舞性和质量，对于将运动融入生活具有正面的强化作用。

框 10-3 来自你自己从来都不知道的事件集

某项研究表明，如果人们在早晨做运动，则更有可能坚持下来，也许是因为在一日的开始，未知的挑战没有机会阻挠事情的发展。对于晨练者而言，有一好处已经显现。美国犹他州杨百翰大学的研究表明，早晨进行一场中等到剧烈的周期锻炼，可以消除人们在这一日中接下来的时间里所产生的渴望。

技能：保持锻炼的新鲜度和激励度

众所周知，人生因变化而乐趣丛生。正是变化让万事万物保持有趣性、新颖性和刺激性。就好像同样的食物反复进食后你会感到厌倦，每日进行同样形式的锻炼，你也会感到乏味。不可否认，有些人喜欢特定锻炼计划所具有的可测性和稳定性，如果你是这类人，那么就无须修正完整的安排！但是如果你对单一形式的锻炼感到厌烦，那么你就要劝说自己摆脱移动和摇晃身体这种单调的运动方式，然后开始调整日程安排！

有多种方法可以做到这一点。一种方法是通过在不同的日子开展不同的运动来交叉训练，如第一日步行，第二日跳舞，之后骑单车，接着游泳，等等，这不仅能锻炼不同的肌肉，还能预防劳损，真可谓之为额外收获。另一种方法是坚持日常安排，同时增加新的元素，如邀请朋友加入，制作新的播放列表，或者在不同的场景下完成日程安排。

通过快走和慢跑这种常规强度与爆发式强度间的交替转换，有助于提高某类运动的强度，这种方法被称为间歇式训练。与舒适稳定频率下的锻炼相比，它能加快人体新陈代谢的速度，它还可以被看作是诱使身体燃烧更多热量的方式。在锻炼期间间歇性加快运动节奏，燃烧的热量更多。除此之外，由于停止锻炼后，你会在数小时内继续消耗更多的热量，因此在锻炼期间提高能量（热量）消耗量后，身体将要花费更长的时间才能得到恢复。

你可能会注意到，自己越发健康，越能逐渐适应相同的体育锻炼。幸运的是，你已经越来越健康。但不幸的是，进行某项训练时，你所消耗的热量与最初锻炼时不同，你需要经常转换运动方式、运动节奏和运动强度，这能促使你的身体在锻炼时及锻炼后更快地消耗热量。

技能：学会热爱积极锻炼产生的活力

编著本书时家父已经 73 岁，他是一位心脏病专家。他一生饮食习惯良好，非常积极地锻炼，因此你可以猜测到他有多健康。圣诞节，我们父子俩会按照惯例去附近的州立公园远足。几年前，我们也在天朗气清的一日去远足了。那时已经开始下起了早雪，一些雪花覆盖在地上、树上。太阳的余晖穿过树枝，经由冰面反射回来，景色美极了。

在某刻，我们成功翻越一处相对陡峭的山坡后，上气不接下气，吐出的空气化成雾气与空气中的云状物融为一体。在这清爽的空气中，伴着我们呼出的寒气，雪花被踩在脚下吱吱作响，太阳光透过冰晶反射其光芒，此时我们谈论着树林的美妙之处，感叹若它与我们所行一致时会有何等喜悦。接着，我们之间的谈话发生了有趣的转变：我们开始谈论这些年照顾的数之不尽的病人，他们都无法享受这种美妙。他们的健康状况每况愈下，他们可能再也没有能力在寒冬的树林里攀爬陡坡，在寒冷的空气中见证自己呼出的空气，或是去感受那种拼尽全力后内心的获得感。我们都希望去帮助其他人免遭不幸。

然而，我们最终都力有不及。要使锻炼成为一种生活方式，一种快乐源泉，取决于每一个人。是否能沐浴在锻炼所带来的充沛精力及满足感之中，同样也取决于我们每一个人。积极锻炼是我们身体的一部分，也是我们打算如何为人的一部分。而且不论我们现在是否理解，我们终会为失去这些能力而感到哀伤。

学会热爱积极锻炼赐予我们的活力，有一种最佳方式，它与留心观察有关，如倾听身体对你进入环境的反应，感受环境对感官的刺激。在坚持锻炼一段时间后，如果你能够关注到自己一周周地或年复一年地逐渐强壮，那就太令人高兴了。在新鲜空气中快走或者上了一节美妙的瑜伽课后，如果你留意到自己朝气蓬勃、容光焕发，这本身也是一种奖励。再者，当你在散步、慢跑或是穿着雪地鞋沿着小径而行走时，你能够留意树上鸟儿鸣叫的声音，或是能享受阳光照在脸上的温暖，那么这一运动体验可能会更加令人愉悦。

身体能够让你进行各类运动，进而产生一种积极的强化力量，让你保持良好的状态，故而你要继续对它心怀感激。德国的研究发现，参与者拥有同锻炼目标相关的积极体验后，得到了促使日后积极锻炼的信心。无论倾向于关注何种锻炼方式，我认为我们都应该权衡一下，看看我们的四肢是否健康，是否做好了锻炼的准备。那些没有权衡得失的人肯定会这样看待问题。

从最普遍的意义来看，就运动而言，锻炼不应该是一种琐事或者负担。它是一种特权，是一种产生快乐的源泉，也是一种表达自然活力的方式。爱护它，反过来它也会爱护你。如果你浪费它，那么你会浪费预防自身疾病的重要机会。我们都喜欢将爱回馈给我们的食物，锻炼也同样如此。掌握正确的技能，我们可以在追求快乐的同时获得健康，在追求健康的同时获得快乐。如果你承认运动是身体需要的"物质"，那么你有多需要空气、食物和水，就应该有多需要运动。那么接下来的问题就不是是否运动，而是如何运动、何时运动。

预防疾病注意事项

- 关注自身感受和功能的改善状况，从而感受参加定期锻炼带来的身体和心智方面的益处。
- 对不锻炼的原因进行质疑，从而准确找出积极锻炼的动机。
- 确定与自身个性、偏好和风格相协调的体育活动。
- 学会根据 FITT 准则有效地制订锻炼活动的方案。

- 将锻炼看作重要约会或者让其负有双重使命（如社交事件），从而在现有的日程中为其预留时间。
- 定期转换方式以保持锻炼的新鲜性、活力性和奖励性，确保你继续挑战自身体能，避免因产生厌烦感或者精疲力竭而远离良好的锻炼习惯。
- 享受由于自身锻炼而产生的精力充沛感和成就感，从而培养对于积极锻炼带来活力的感激之情。

| 第十一章 |

鲜为人知的秘密：寻找健康之法

挑战：锻炼不仅耗费时间，而且在现代生活中受到排挤，无法融入日程中。

正确回应：承诺将定期锻炼编入日程，并对其进行优先处理，同时每日抓住一切机会运动。

相关技能：工作时调动肌肉；无论何时何地尽可能"做运动"；让看电视变得更加富有活力；拥有运动类的积极爱好；和家人、朋友一起运动。

言语有点像鞋子：穿着鞋子四处逛，鞋子则易脏。善行必有善报，曾经，"锻炼"这一词语唤起了健身和活力这些观念。但是渐渐地，焦点转向了折磨和流汗。健康专家试图去创造一些积极的宣传解释，他们指明："不劳不获！"但是很多人说道："很好，我们忘了这句话吧！"然后我们试着强调，人们的确可以不费吹灰之力地获得健康，但我也不确定这种方式是否会奏效。锻炼，听起来仍然像是许多人想要逃避的事，但是玩耍、运动、跳舞或是仅仅进行健康运动呢？近几十年来，我们已经了解到所有的体育运动都是有益的，其形式多样，且都具有价值，可以是运动或者是玩耍、遛狗，或是在自家花园散步、和孩子们一起捉迷藏或者玩橄榄球，甚至是跳舞。

让更多运动悄悄融入生活可能比你想的要容易。其基本思想就是让锻炼成为日常安排，同时增加符合现有时间、空间和机会的锻炼安排。例如，你可以在办公大楼、公寓楼、商场或机场内爬楼梯，而不是直接乘坐电梯或自动扶梯。你可以步行去办事情，而不是开车。如果你稍微改变一下往日的做事风格，你会使家庭琐事变得更有积极意义。例如，用耙子耙院子里的树叶，而不是用吹叶机吹；自己洗车，而不是去洗车店洗；用手清洗并且晾干餐盘，而不是使用洗碗机。你拥有节省劳动的技术，但这并不意味着你必须使用它！毋庸置疑，多运动产生的益处具有累积效应，而且这些益处在一开始就会显现出来，所有这一切都会对整体产生影响。

纵观人类史的大多数时期，剧烈的日常活动不可避免，因此那些一有机会就储存能量的人具有生存的优势。我们很可能需要去珍惜沙发时光，因为一旦运动成为必需品，沙发时光将不复存在，生活就会变得十分美好，但是目前的情况截然相反。因此如果想要保持健康，你必须冲破石器时代落后思维的桎梏，让自己开始运动。

在第十章，我们奠定了采取健康锻炼活动的基础，这一锻炼活动会帮助你预防自身可能产生的疾病。尽管计划周详，但是生活不会总是遵从你的精心安排，而且有时候为完整的锻炼周期安排时间是很难的。好在你不需要为追求完美而错过美好的结果，你可以采取措施增加运动日程，这仍然能使你收获健康。锻炼不必是非此即彼的单选题：你可以在一日中进行一次全面的锻炼和一次短暂的爆发式锻炼，这样你将会收获额外的益处；或者交替进行两种锻炼活动，从而提升锻炼的整体水平，促进自身健康，也减少了坐着的时间。这的确是理想的情况，因为锻炼越多越好。

总而言之，真的没有什么合适的借口可以成为长时间不锻炼的理由。即使在最忙的时候，你也会刷牙、梳头，也会淋浴，喷上香水。某些形式的自我关爱仅仅出于自发行为，而且不论是什么都无可商议。锻炼理应出现在表 10.1 中。如果你认为自己没有时间锻炼，但你想要变得更加杰出、乐观、聪明和高效，你必定有时间进行锻炼！最后，说到这一点，你现在可以为健康投入时间，否则生病时你会投入更多时间：你必须放下工作躺在床上或者去预约医生！你也可能无法陪伴儿孙们，或者无法积极地享受退休时光。细思之下，你就很容易作出抉择。

将锻炼变成习惯，并采取正确的思维方式后，你很可能会开始享受锻炼。2011 年发表的 4 项系列研究中，英国哥伦比亚大学的研究人员调查了人们是否经常低估其对于锻炼的享受程度，以及其中的原因。他们发现，在瑜伽、普拉提等有氧运动和体重训练的一系列锻炼形式中，人们极大低估了自身对于锻炼活动的享受程度，这一现象称为短视现象。简而言之，人们在开始进行锻炼时没有给予恰当的重视，这时他们通常会感到不适，甚至会感到不悦，从而没有关注中间和结尾这两个时间段。换言之，他们没有看到在锻炼时或者锻炼后自身获得活力、完全投入和不断强壮的可能性。在第 3 和第 4 项研究中，研究人员鼓励参与者去期望并享受运动过程，而且这奏效了！它增强了参与者的锻炼动机，这一点至关重要。

小变化，大回报

随着年龄的增长，患糖尿病或者心脏病被视为平常之事，实在令人心痛。罹患高血压、胰岛素抵抗和高胆固醇是常见之事，最终因此而摄入大量药物也是如此。但是这些情况是可以避免的。许多处于退休年龄的病人毕数年之功而求些许财产安全。他们中大多数人实现了这一目标，拥有财力而如愿旅行、生活。但他们中太多人没能同等对待健康与财富。最终，他们没有健康的身体去尽情享受退休时光。事实上，即使是适度投资健康，他们也都会获得诸如降低重大慢性病风险等的丰厚收益。

幸而我们已经开始意识到，任何形式的锻炼都是有益之事。我们不需要一次性进行长时间的锻炼，也不需要成为国家队运动员。一日内，增加至合理范围（30 分钟）的短暂爆发式锻炼会有益健康，而中度至剧烈的运动也是如此。正如格雷琴·雷诺兹在其书《事前运动 20 分钟：从科学角度揭示出令人惊讶的结论，如何运动才能效果更好，更聪明长寿》中强调的那样，大量研究表明，死亡人数下降差不多都源于前 20 分钟的锻炼；之后的锻炼对寿命而言基本上是锦上添花，同时你会继续获得其他的健康益处。

2006 年，我和同事们开发了健康基础知识项目。这是一个供孩子们在学校或家里进行的免费锻炼项目。还开发了一种成年人工作期间使用的名为"无处不在的健康爆发运动"或"无处不在的爆发活动"的活动。健康基础知识项目包括热身、有氧运动、缓和的体操和舞蹈运动，孩子们都能在教室内的课桌旁进行。相比较而言，无处不在的健康爆发运动提供了一系列关于伸展运动、体操和等长运动相关的网络视频，成年人在办公桌旁就可以进行这些运动，甚至在一些情况下可以坐着进行运动！这些都考虑到了全日间歇、短暂撕裂的高质量运动。我们在密苏里三所学校开展的健康基础知识项目的研究发现，这一项目改善了人们的体质测评、健康和行为，同时没有影响阅读、写作和算数课程。

倾向于将办公室工作方式由静坐桌前转变为运动方式的人士还有其他选择。梅奥诊所的研究发现，人们在工作时适当走动，其每小时消耗的热量要比静坐状态下完成同样任务所消耗的热量多将近 120cal。在不改变自身饮食习惯的情况下，人们每日进行上述活动 2 小时，一年内就能明显减轻体重，还能获得大量健康益处。

你不一定要参加健身房的活动，或者成为铁杆健身爱好者而获得定期锻炼所产生的益处。相反，你仅需选择每日定时运动即可。那么方法呢？方法可以是：看电视的时候不要静坐，可以举哑铃、拉伸阻力带，或是骑室内健身自行车。午餐时间办事不要开车，可以选择步行。朋友聚会，可以一同散步或者骑自行车，不要喝咖啡。下班回家后可以和孩子们跳跳舞。常规锻炼是产生健身益处的唯一方法，这一理念早已过时。简单形式的锻炼也是极为有益的。因此在一日中，不依赖科技，抓紧一切机会调动自身肌肉，对自身健康会大有好处。

技能：工作时调动肌肉

谁说你需要坐在办公桌前完成工作？如果你相应地创建自身的工作环境，你也可以站立着完成工作。站立能调动肌肉来保持自身站立的状态，这有助于消耗更多的热量。事实上，美国俄亥俄州迈阿密大学的研究发现，人们在阅读和演讲时，站立在"活跃的工作区"后，他们的代谢率会比坐姿状态下完成相同任务的代谢率有明显增加（由于三大因素中的一种因素），而且演讲质量并没有退化。如果你可以选择在站立式工作区工作，而这一工作区既允许你进行网络办公，又允许你在跑步机上运动的话，就再好不过了！

除此之外，你也可以将办公椅换成抗力球（平衡球）。美国布法罗市纽约州立大学的研究人员进行了一项研究，研究中人们处于各种姿态处理文职工作，研究人员比较了每一种姿态所消耗的能量。人们坐在抗力球上或者保持站立处理工作时，他们燃烧的热量要比坐在办公椅上进行工作所燃烧的热量多 4cal。抗力球和站姿所产生的热量燃烧效应不相上下，但与坐在办公椅上的受喜爱程度是一样的，参与者更喜欢坐在抗力球上。这虽然不是在消耗热量上的一次飞跃，但是也一直调动自身腹部、髋部和背部等关键部位的肌肉，从而在抗力球上获得支撑，这是件好事情！为了正确地坐在抗力球上，有意识地让自己坐直，向内吸肚脐，使其向脊柱方向运动，向后挤压肩胛骨，同时保持头部、颈部和脊柱成一条直线，不能低头垂肩！

框 11-1　来自你自己从来都不知道的事件集

烦躁并不丢人。事实上，根据梅奥诊所的研究表明，烦躁时（依据非运动活动产热，或者研究术语称为 NEAT）消耗的热量要多于处于静止状态下消耗的热量。那么请继续向前，坐着时不妨摇摇腿，排队等候时不妨转换支撑腿。

技能：无论何时何地尽可能"做运动"

无论何时遇到机会，请好好运用双腿步行，就是如此简单。如果有孩子，你可以早上陪他们步行到公交站或者步行送孩子上学。午餐时间，你可以依靠双腿步行前往购买午餐之处；自带午餐上班的话，你可以在吃午餐之前或吃完午餐后进行快走运动来让自己保持清醒，促进血液循环。这些都很简单，也很容易办到，同时也至关重要。

如果是养狗人士，那就要特别注意了，你一周至少要遛 2 次狗。近期研究中，美国乔治·华盛顿大学公共健康服务学院的研究人员对不同遛狗人群、养狗而不遛狗人群及不养狗人群运动的水平差异及患病风险因素进行了评估。结果表明，遛狗人群的 BMI 更低，且其患糖尿病、高血压、高胆固醇和抑郁症的风险更低。如果你没有养狗，但是如果养狗与你的生活方式相协调，那么你可考虑养条狗。在一项对比 351 名养狗人士和未养狗人士运动水平的研究中，加拿大维多利亚大学的研究人员发现，那些有宠物狗陪伴的人士平均每周步行的时间要比无狗人士多 132 分钟。如果你不想养狗，你可以遛遛朋友家或者邻居家的狗，或者试着定期和配偶、孩子或者朋友，或者独自一人在家附近或公园里散散步。

你无论何时去赴约，去商场，甚至是去办公楼，将车停在离门较远的车位。进入楼内后，你可以走楼梯，不要搭乘电梯或者手扶电梯。爬楼梯是一种高强度、高效的锻炼方式，它可以帮助人们增强腿部的有氧适能，降低胆固醇水平，消耗多余的热量。瑞士日内瓦大学附属医院的研究人员对医院员工使用楼梯进行了一次倡议活动。结果表明，员工通过爬楼梯上下一层楼的数量从每日 4.5 次增长到了 20.6 次，实现了 4 倍的增长！12 周后，通过有氧能力测算，参与者都适应了爬楼梯，此外，他们的腰围明显缩小、身体脂肪明显减少、舒张压明显下降，低密度脂蛋白（阻塞动脉的有害物质）也明显减少。想养成爬楼梯的习惯很简单，那就是遵循“上二下三”的原则：无论何时，你需要上两层楼或者下三层楼，走楼梯，不要坐电梯。这只需要花费数分钟，而重点是，即使只是短暂的运动，每段运动后你都能提升自身的健康水平。

如果想要弄清一日内运动量的计算方式或者想要一个努力的具体目标，你可以考虑买 1 个计步器。巴西近期的一项研究发现，缺乏运动的吸烟者每日佩戴计步器，并保持 1 个月后，其每日的步数平均增加了 2640 步，而且他们在 6 分钟步行测试中，行走距离要比研究开始时远，这证明他们收获了自身健康，且铁证如山。积极运动也帮助他们减少了每日的吸烟数量。同样，密苏里州圣路易斯大学的研究人员发现，年龄在 65 岁及以上的成年人连续 4 周每日佩戴计步器后，每日步行数增加了 23%。

尽可能经常使用动态交通来增加自身的步行数和自身整体运动，这是明智之举。这意味着要通过步行或者骑车的交通方式，这一实践在美国健康部门取得了巨大成功。2012 年在《美国预防医学杂志》（*American Journal of Preventive Medicine*）上发表的一篇报道中，研究人员调查了美国 9900 多人使用动态交通与使其罹患心血管疾病的风险因素间的关系，并且发现76%的人没有使用动态交通。那些使用动态交通的人群的 BMI 和腰围要比不使用动态交通的人群更小；更令人印象深刻的是，那些频繁使用动态交通的人群患高血压或糖尿病的可能性比不使用动态交通的人群要低 31%。

我们中许多人都工作在离家数英里的都市或城镇，因而每个人都步行或骑车上班确实不太可能。但是我们都能在其他时间利用双腿到达目的地。重点是无论何时都尽可能考虑使用双腿而不是驾车前往，这是有好处（健康益处）的。能步行或者骑车前往目的地，为什么非得驾车前往呢？多增加点肌肉力量，少消耗点化石燃料，这恰好对地球也有益。

技能：让看电视变得更加富有活力

没有什么"普世法则"规定看电视时你必须坐在沙发上一丝不动。你可以一边欣赏最喜欢的电视节目，一边骑健身车，或者在跑步机上健身，或者使用椭圆机健身。甚至利用广告时段这一机会来运动身体，可以跳绳，也可以玩娃娃跳，这些都是能够发挥作用的。美国诺斯克维尔市田纳西大学的一项最新研究发现，在观看 1 个小时电视的时间内，广告期间原地踏步所消耗的热量差不多是原地不动的 2 倍。另一项发表在《国际行为营养与体力活动期刊》（*International Journal of Behavioral Nutrition and Physical Activity*）上的最新研究发现，参与者在广告期间原地快速踏步或者在房间四处走动，且每周至少 5 日观看 90 分钟以上的电视节目，他们的身体脂肪、腰围和臀围在 6 个月后得以明显下降。这已经是最大限度地保护定期观看节目的乐趣了。你也可以在观看电视节目的同时不动声色地进行力量训练，如举哑铃、拉阻力带或者利用自身身体重量，趴到地上，做一组俯卧撑、三头肌撑体、仰卧起坐、仰卧蹬车及平板支撑，或者保持直立和基本深蹲、屈膝蹲、宽蹲、靠墙深蹲等各式深蹲，以及正反弓步。

如你所见，你不需要拥有一间独立的家用健身房，但是最好拥有一些基本的运动装备，包括跳绳、数条张力程度不同的阻力带、各种手臂重量训练器械（1.13~6.80kg）及抗力球，这样你能够在家、公园甚至是旅行中进行力量训练。确保购买与自身高度相符的球：如果你的身高在 5 英尺 3 英寸或以下（约为 160cm），购买直径为 55cm 的球；如果你的身高在 5 英尺 4 英寸至 5 英尺 10 英寸（162.6~177.8cm），购买直径为 65cm 的；如果你的身高在 5 英尺 11 英寸或以上（约为 180.4cm），则购买直径为 75cm 的球。你可以把它当作举重器使用，做一些推胸，或者增加腹部训练的难度。

技能：拥有运动类的积极爱好

在锻炼和阅读、画画或者烹饪等相对静态的爱好中，有着一块培养运动的沃土。无论你是选择园艺、木工、攀岩、武术、跳探戈或是赏鸟（假设你会前往树林远足），你都会利用身体创造乐趣。这是美国心理学家契克·米哈伊博士所说"涌流"这一概念的重要方面，它是一种最优的体验状态，在这种状态中，人们特别专注于自我沉浸、自我沉迷的活动。

优秀的运动员通常将这一现象称为"进入状态"，跑步者称其为"跑步者的愉悦感"，这是每个人在适当强度下并且面临足够挑战时都能获得的一种状态。在这种状态下，时间变得毫不相关，一个人的忧虑和自我意识消失得无影无踪。除了从这类活动中能获得巨大的满足和乐趣外，你在参与这类活动时，时间可能转瞬即逝，这会鼓舞你在更长时间内坚持这类活动，或者为之寻找更多机会。这都是好事，因为它确实会促使你继续坚持这一会产生回报的事情。

正如我们在上一章讨论的那样，发现积极的爱好和为自身创造最优体验的运动需要不断尝试。如果你发现这些运动需要学习技能，建立目标，获得所从事运动的反馈及控制感，那么它就会对你有所帮助。这些关键要素会促使你完全沉浸并完全参与到你所进行的运动中。南洋理工大学在日本进行的研究表明，要实现持续的涌流状态，其最为依赖的就是参与运动，这种运动取得了挑战个人技能和控制自身技能的平衡。将这种平衡朝一个方向或另一方向倾斜，就意味着这一运动要么太难，要么不具有足够的挑战性，而且很难产生最优的体验。尝试去寻找你真正喜欢的运动，它既能帮助你打造技能，又具有挑战性。舞台已经搭好，是否投入这场游戏，由你自己决定。

与运动相关的爱好带来的一大益处就是，它为兴趣相投者之间的碰面与交友提供了绝佳机会，除此之外，它在其他方面也带来了很多挑战。

技能：和家人、朋友一起运动

我的妻子凯瑟琳是一个社交型锻炼者。不要误解我：她坚持锻炼，她发现同他人一起锻炼更有乐趣，且在他人的陪伴下，她会分散注意力，这使她更快地度过锻炼时光。无论何时我们进行长距离的散步或者远足，当遇到一座山，在沿着斜坡走时，我就负责嬉笑逗趣，让别人开怀大笑。

因每个人所处的环境不同，将锻炼变为一种社交型体验的最佳方式也会不同。我们可以参加一门课程，如瑜伽、尊巴舞（将音乐与动感易学的动作还有间歇有氧运动进行融合）、跆拳道或是动感单车，也可以与家人或者朋友一起远足或骑自行车，也可以与孩子一块儿玩捉迷藏、玩飞盘或者进行舞蹈比赛，还可以参加趣味性的体育队，如足球队、排球队或者垒球队，或是参加网球或壁球的循环赛。

这一社交性元素增添的不仅仅是友情所赐予的快乐和从运动中分散注意力所带来的愉悦，还增添了一份责任。就像你依赖他们一样，你的锻炼伙伴也会指望你能够引领他们。这种对他人的责任是一种社会契约（行为改变领域用语）的形式，而且研究发现它的确能促进人们坚持锻炼。在一项研究中，印第安纳大学的研究人员发现，和配偶共同参加锻炼活动的成年人，其定期锻炼的概率比单独参加锻炼的已婚人士高 35%，他们放弃锻炼的概率也仅仅是后者的 1/7。

如何将锻炼社交化完全取决于你。选择是无限的，你不必一直将其社交化；偶尔为之即可，中间穿插单独锻炼，这会提供一种吸引力平衡。

平常日子——多运动

起床：在床上做些简单的伸展运动，之后尝试做仰卧起坐或平板支撑。

如有可能，早晨进行有氧运动。然后吃一顿健康的早餐。

上班：到达办公楼时，爬楼梯上楼。

午餐时间：享受营养午餐，然后短途步行。

下午 3 点左右：在桌旁进行伸展运动，或者进行深蹲、三头肌撑体（使用没有轮子的稳定座椅）等强化运动。

下班后：如果早晨没有进行有氧运动，这时可以进行有氧运动，或是与朋友一起参加健身课，或是步行、骑单车。

享受健康晚餐。

晚上：在电视广告期间进行运动或者看电视时进行强化运动。

在人生的宏伟计划中，每日锻炼 30 分钟不是一座难以攀登的高峰。不管是现在还是未来，投资自身的健康和幸福都是值得的。让我们这样来思考：一日共有 1440 分钟，20 分钟在其中的比重不足 1.4%。如果将每日比作 1 块钱，那么你可能只需花 1.5 分就能远离糖尿病。当然，这也无法绝对保证，但是没有什么比这种投资的回报率更高了。因此不要找借口，开始积极运动吧。

爱德华是我之前的一位病人，他在成年后的大部分时间里都在与自身体重进行对抗。他不断找我做检查，向我咨询最新专业书籍的意见。近年来，我一直建议他停止阅读，从沙发上起身！值得称赞的是，他已经不再寄希望于通过任何饮食来达到包治百病的神奇效果，而且激情满满地开始了远足之行，最终他减掉了 8.15kg，改善了自身健康。我对此印象深刻，并为他感到骄傲。这让我学到了一门对人们都很重要的课：在众多方式中，锻炼的确是我们能为自己做的最棒的一件事。

那么，是时候改变我们的习惯以扭转人们的印象了。我们应该改变每日锻炼 30～60 分钟，其余时间就坐着的习惯。除了锻炼，我们还需要每 30～60 分钟就起身站立一会儿，或者至少每 2 小时就四处走动一会。或者做些其他的事情来打破这种长时间的静坐状态！一日内，不要按照最小运动量运动，寻找更多的运动机会。是时候重新获取人类对于运动的自然倾向。如果我们不想冒着失去活力和健康的风险，那么，我们真的需要定期运动身体！

鲜为人知的锻炼内容

以下是一些简单的力量训练运动，它包括增强身体上、中、下部各部分肌肉的不同运动。你可以在家看电视时、在等待炉中晚餐制作时或午休时间完成这些运动。有一些运动仅仅需要依靠你自身体重，还有一些运动需要阻力带或者哑铃。从每类运动中选择一种运动方式，并对每类运动依次循环进行锻炼。这样的话，你最终会完成 2 类运动。尽可能挑战身体不同部分的肌肉，包括每类运动中至少 2 种运动方式（至少 2 组 6 种不同的锻炼）。准备好，开始！

身体上部

三头肌撑体： 站在牢固的座椅或长椅前，弯曲双腿，看起来就像准备坐下似的，然后将手掌和手指朝前放在椅子前端，与肩同宽。双臂支撑身体的大部分重量，弯曲双臂，身体慢慢向下，直至肘部弯曲呈 90°，臀部趋近座椅前的地面，然后回到开始位置。重复该动作 12～15 次。

俯卧撑：面部朝下趴下，双腿伸直，并双腿微微分开，脚趾接触地面。手掌支撑地面，双掌间距比肩稍宽，且与胸部肌肉成一条直线。手臂伸直，推动身体离开地面，调动腹部肌肉，使颈部、头部和脊柱成一条直线，胸部上升，身体伸直，就好像木板一样。弯曲双臂，身体尽可能向下，然后推动身体恢复至原来位置。重复该动作 12～15 次。如果你难以完成完整的俯卧撑，可以做改良版的俯卧撑，即按上述方法开始俯卧撑，但是膝盖着地，双脚抬起。

二头肌训练（借助阻力带或哑铃）：如果使用阻力带进行锻炼，你应该站在阻力带中间，双脚打开与髋部同宽，双手朝上，握住阻力带把手。双臂在身体两侧保持竖直，然后肘部弯曲，双掌向上直至肩部，然后双臂向下。重复该动作 12～15 次。如果你在使用哑铃，双手各握住一只哑铃，双掌朝上，然后进行上述同样的动作。

提举（借助阻力带或哑铃）：如果你使用阻力带，站在阻力带中间，双脚打开与髋部同宽，双手朝向大腿的方向，并握住阻力带。保持头部和胸部向上，调动自身腹部肌肉，拉动阻力带把手直线移动至锁骨位置时，肘部弯曲，然后缓慢放下。重复该动作 12～15 次。如果你使用哑铃，双手各握住一只哑铃，并且大拇指朝向身体时，按照上述动作进行提举训练。

肩部推举（借助哑铃）：双脚打开与肩同宽，站立，一只脚微微向前以保护下背部。双手各握住一只哑铃，保持在肩部以上位置，双掌朝前，肘部朝向地面。双臂推举至头部上方，直至肘部完全伸展，然后回至起始位置。重复该动作 12～15 次。

身体中部

仰卧起坐：身体仰卧位。双脚打开与髋部同宽，膝盖弯曲。双手放于头后，肘部打开并且与地面平行。抬高肩胛骨，使之脱离地面，下巴离开胸部，身体上升时下背向地面推压。到达最高点时暂停，然后肩部慢慢向下移至地面。重复该动作 12～15 次。

平板支撑：身体俯卧位，双肘弯曲支撑在地面上，肩部和肘关节与地面垂直，脚趾接触地面，身体离开地面，躯干伸直，头部、肩部、胯部和踝部保持在同一平面，且与地面保持平行。向脊柱方向收缩肚脐来调动腹部肌肉。保持这一姿势 30 秒，然后放松身体。重复该动作 3 次，逐渐训练，直至能保持这一姿势 60 秒。

侧平板支撑：旨在锻炼腹部两侧的斜纹肌。向左侧躺，肩部、髋部、膝盖和腿部成一条直线，双腿互相交叠。身体由左前臂支撑，左肘与左肩对齐，利用左前臂和左脚边缘（较低一侧）保持身体平衡；右臂置于身体右侧。保持这一姿势 10 秒，然后放松身体。重复该动作 10 次。然后换至右侧，重复这一动作。

肩基举桥：旨在加强自身骨盆、大腿、腹部和臀部的肌肉。膝盖弯曲，身体呈仰卧位。双臂放于身体两侧，按住地面以保持平衡。缓缓抬高髋部，使其脱离地面，至只有肩胛骨和肩部与地面保持接触；然后缓缓将髋部降回地面。重复该动作 12～15 次。

仰卧蹬车：身体保持仰卧，双手放于头后，双肘打开，抬高双腿，使之与地面保持一定距离，然后缓慢进行蹬自行车的动作。在做蹬自行车动作的同时，抬起上体，用右肘关节触碰左膝（右腿呈伸直状态），再用左肘关节触碰右膝（左腿呈伸直状态）。重复该动作 12～15 次。

身体下部

侧卧抬腿：身体向右侧躺，双腿重叠，身体从头到脚保持一条直线。右臂弯曲，头部倚靠右臂，左手按住身体前方地面以支撑身体。收紧腹部肌肉，然后缓缓抬高左腿至自身舒服的位置，右腿保持屈伸。左腿在空中停顿数秒，然后缓慢放下。重复该动作 12～15 次，然后换至身体左侧侧躺，右腿重复这一动作。

鸭行式（借助阻力带）：双脚打开与肩同宽，并将阻力带放置在双脚前脚掌下。在身体前方交叉阻力带，然后两只手各抓住阻力带的一端，并使阻力带保持在髋部高度（阻力带保持一定张力）。膝盖微微弯曲，右腿向右移动，保持阻力带紧绷状态，然后左腿向右腿移动，最终双脚再次与肩同宽。右侧重复该动作 10～15 次，接着左侧重复该动作 10～15 次。

企鹅步（借助阻力带）：起始位置同鸭行式一致，但身体不要移向一侧，否则会前后移动。双脚与肩同宽（阻力带保持张力），脊柱伸直，右腿向前移动 8~12 英寸（20~30cm），接着左腿向前移动，最终左腿与右腿保持平行；然后右腿向后移动 8~12 英寸（20~30cm），接着左腿重复这一动作。重复该动作 10 次。

深蹲（借助哑铃或者不借助哑铃）：双脚打开与肩同宽，保持站立，双臂放在身体两侧。弯曲双膝，重心移至脚跟，臀部后伸，就好像坐在椅子上，与此同时双臂伸向身体前方以保持平衡。当你做这一动作时，确保背部伸直，双脚平行。双膝不要伸展至脚趾以外。身体回到起始位置；重复该动作 12~15 次。要想挑战难度，可以在深蹲时双手各握一只哑铃。

预防疾病注意事项

- 工作时调动更多肌肉，不要像雕像一样坐着一动不动。日常工作中运动身体或调动更多的肌肉群。
- 有机会，请做做运动。每次一小步，一日一大步。不要依赖机械工具，更多地用自己的双腿出行。
- 远离电视，你会轻而易举地把快乐与锻炼结合起来。
- 培养与运动而非静坐有关的爱好。
- 将正式锻炼社交化，或寻找其他方式与其他人一起运动，从而将锻炼融入与家人和朋友的休闲时光中。

第十二章

有益健康的真相

　　想要拥有健康、延长寿命，须对疾病预防科学有深刻的理解，须有足够强的判断力，更须有宏观的视野。到现在为止，你已经很好地了解了疾病预防科学。它解释了如何通过提高双腿利用率来降低罹患慢性病的风险，也说明了健康的习惯甚至能够以积极的方式影响基因表达。我们知道您了解了很多，因为您通过阅读本书已经向预防疾病迈出了一大步！

　　强大的判断力通常能够帮我们明辨是非，能够帮助我们找到证实（或驳斥）可靠假设而进行的科学探究之路。除此之外，我们也明白，如果某件事听起来好到不够真实，那么这件事确实就不大可信。有了丰富的常识后，还存在一个问题，即这些常识并没有得以普遍运用，尤其是在减肥和改善健康方面。

　　另外，我们通常会完全忽视整体情况，我们只见树木不见森林。这通常发生在以下两种情况：当我们寻找使自身变瘦、变强、变健康的权宜之计时，当我们错误地将一些膳食补充品视为健康食品或定期锻炼的替代品时。

　　我有一位病人，名叫丹妮丝，45 岁，她最初想让我帮助她减肥，因此前来问诊，但是我们首先需要整体考虑这件事情。她身高 160cm，体重 87kg，BMI 为 34kg/cm^2，同时患有高血压和糖尿病。她身体的多余脂肪即使不是导致这两种疾病的绝对原因，那至少也是影响因素。她一直通过服用药物来治疗糖尿病和高血压，而且还埋怨药物使其身体产生不良反应。虽然这些不良反应没有严重到让她停止服用药物，却使她一直感到身体功能有所衰退。丹妮丝还服用抗炎药来治疗膝关节炎和髋关节炎。她所患的关节炎很大程度上是因为她自身体重过重，自身关节常年受到压迫。她知道她应该去锻炼，但只要她去尝试，关节就会疼痛，因此她只好放弃锻炼，这自然而然地导致其体重增加。当然，她体重越重，她自身关节所承受的压力就越大，这又进一步加重了她关节炎的程度。

更糟糕的是，丹妮丝的睡眠质量不好，她每晚通常都会醒来很多次。她和丈夫关系紧张，两人分房而睡，分房睡在一定程度上是因为他们关系不好，还有一部分原因是他们睡觉都打呼噜。丹妮丝从未睡过好觉，所以总是感到疲倦，经常发火，而且对于健康饮食和锻炼缺乏动力和约束力。整体而言，她感到很孤独，也感到很沮丧。

丹妮丝陷入一种恶性循环之中，这种恶性循环就是：因为她经常感到很饿，而食物能带给她人生其他领域无法提供给她的快乐，所以她过度饮食。过度饮食使得她自身体重不断增加，也使得她服用控制关节疼痛药物的剂量不断增加，还使得她的血压和血糖不断上升。理论上来说，丹妮丝想要我为她提供膳食建议，以便她能够减肥，但是她自身的情况远不止如此。我们需要从整体上来思考这一问题。

在医学中，全面的医护服务已经被定义为"一种考虑病人生理、情感、社会、经济和精神需求的全面而整体的医疗照顾系统；考虑病人对于疾病的反应，以及疾病对于满足自我护理方面的影响"。从理论上而言，我接受这一定义。但是从实践上来看，我不太接受这一定义。原因在于，这一定义回避了下列问题：在医生和病人会面时，该如何真正实施上述要求？临床医生在检查室里要怎么做才能立刻帮助病人解决健康需求？如果有很多问题需要解决，就像丹妮丝那样，那么全面的医护服务实施起来就会很艰难。

当病人的身体状况逐渐恶化，尤其是特别严重的住院病人发生这一情况后，医生通常会宣告该病人时日不多。简单来看，它所表达的含义就是一连串复杂的医学、情感和社会问题，的确会像串联装置一样，在这一装置中，每种疾病都会导致另一种疾病的恶化，而且呈螺旋式下跌态势，最终带来令人沮丧的失能症和不断临近的死亡。"时日不多"这一词语虽然通俗，却很恰当。丹妮丝经历了这一情况，尽管她的状况并不严重。

可以这样想：如果我们一次只能解决一个健康问题，那么我们就可以按照同样的方式登上通向活力的螺旋式台阶。换句话说，任何特定的健康问题都能够恶化其他问题，同时任何的健康对策都能使健康问题和其他问题好转。在我看来，这正是全面的医护服务所需要做的。当你在接受医生照顾时是如此，在自我护理时亦是如此。医生提供照顾时，各种对策可能是某种疗法；你依靠自身解决问题时，每种对策恰好也基于一种技能。

就丹妮丝的情况而言，我们必须一起弄清楚影响健康的首要因素。对于她而言，首要的事情就是获得良好的睡眠。因此我给她做了一个正式的睡眠测试，这一测试表明，她在睡眠中有呼吸暂停现象。这是一种长期的紊乱现象，它会使病人在睡眠状态下发生反复性的呼吸暂停。在我们对其呼吸暂停症状进行有效控制后（有很多方法能够实现这一效果），她多年来第一次睡了个好觉，而且开始感到精力充沛，备受鼓舞，对于自身幸福也充满向往。她感到饥饿的次数逐渐减少，情绪更加稳定，自身关节疼痛的次数也越来越少。

我和丹妮丝达成了一个协议，每当我们成功解决她的一个问题，她都会将其"投资"到自身的整体健康中。这就意味着她自身的能量不断增加，关节疼痛次数不断减少，给她带来了开始某种轻度锻炼的机会。对于丹妮丝而言，这种锻炼方式就是慢走。对于其他患有关节疼痛的病人而言，水中有氧运动可能也是一个好的选择。我们通过按摩疗法治疗膝骨关节炎，从而直接解决关节疼痛的问题，这一疗法发挥了效用，使得丹妮丝能够减少镇痛药的摄入量。由于关节疼痛得到缓解，她能够多走路，而且她也确实是这样做的。她的体重开始逐渐减轻。渐渐地，这也减轻了对关节的压迫。

在我的建议下，丹妮丝和她的丈夫开始了夫妻共同疗法，在这种疗法的帮助下，他们解决了自身长期郁积于心的事情。从那以后，两人之间的关系得到明显改善。如今在相互扶持、相互尊重和相互爱慕的基础上，这一对夫妻的关系还在持续升温。对于两人而言，夫妻共同疗法已经逐渐成为他们力量的源泉，而不是压力的源泉。而且丹妮丝的丈夫已经开始和她一起摄入更多的健康饮食，他们通过采用本书所列举的同一套技能，变得更加积极，身体也越发健康。两年以来，丹妮丝的体重已经减了 27.2kg，她的 2 型糖尿病、高血压和睡眠呼吸暂停综合征有所缓解。为了更大限度缓解关节疼痛，她有时候进行按摩，还偶尔服用布洛芬这类镇痛药来缓解关节疼痛。大多数的晚上，她的睡眠质量都很好，而且充满能量以投入更好的生活。

不论以何种标准来看，她都已经从相关疾病的泥潭中一跃而出，走上了通往良好健康的道路。我们最初的约诊服务是关于体重的，但是就丹妮丝的状况来看远远没有那么简单。我可以很高兴地说，这个故事有了一个圆满的结局。而大多数人认为这是一项不可能完成的任务。

毫无疑问，健康具有整体性，身体各部分完整统一，不可分割。毕竟，如果身体右侧长有肿瘤，左侧健康也没有用。保持健康至关重要，身体任何部位出现问题都会影响身体其他部位。你需要在开始烹制健康饮食前了解购买健康食材的方法。此外，如果你想要训练自身的味觉使之偏好于营养丰富的食物，那么你需要知道扩展或者改良自身味蕾的方式。你不仅需要确定自身喜欢的锻炼活动，还要想方设法地将锻炼融入你繁忙的生活之中。

这种动态，我们称为技能协同效应，它在其他学科领域是一种常见现象。在学习一门外语时，你掌握的单词和短语越多，掌握剩下的内容也就更加容易。如果你是一名木匠，那么你学会一种工具的使用方法会让你在学习下一种工具的使用方法时更加轻松，因为许多要求掌握的技能都是相互交叉的。健康生活同样如此。

阅读本书后，你会在掌握各种不同技能和创造技能协同效应的道路上走得稳稳当当。为了走向下一阶段，你可能想要对搭建"技能螺旋"的过程中所采用的方式进行个性化改变。首先，你会使用对你极为关键或者可运用的技能，关注那些更为容易、更为舒服地调整自身饮食和运动习惯的支持因素。其次，在你所采用的方式与健康饮食和定期锻炼相适应之前，你可能想要对能够促进或者阻碍自身努力的生活方式的其他影响因素进行判断。这些最重要的影响因素包括睡眠质量和睡眠量、自身承受压力的程度、控制压力的能力、是否遭受慢性疼痛的折磨，以及你与他人的关系状态。

增加休息时间：酣睡

从心理学、免疫学和神经学角度来说，自身睡眠质量和睡眠量对身心具有深远的影响。睡眠被长期剥夺的一大影响就是，它会降低疼痛阈值。换句话说，睡眠遭到剥夺时，任何受伤部位的痛感会更强。睡眠也会影响身体内部的各个器官。在你打盹儿时，身体会进行大部分的再生工作。除此之外，睡眠还会直接影响我们的脑电波。因此睡眠遭到破坏，或者睡眠断断续续，又或者睡眠不足时，我们的脑电波模式会与我们自身的生活方式不协调。在我们工作效率高时，我们会接收到有益于睡眠的脑电波，而我们在试图入睡时，会接收到与思维和其他具有心智挑战性活动相适应的脑电波。这会对我们的生活质量造成严重的损害。健康的脑电波模式受到轻度中断都会导致急躁、注意力难以集中、沮丧、愤怒和抑郁，极端的睡眠剥夺甚至可能是致命的。

长期睡眠不足会干扰免疫功能，其中包括白细胞的正常生成和激素的调节，而这正是因为睡眠不足与应激激素皮质醇水平上升具有相关性。长期睡眠不足也会导致免疫力受损和胰岛素类的激素水平上升，身体脂肪（通常在上腹部）增加及罹患系统性炎症和 2 型糖尿病的风险增加。长期睡眠不足还会导致控制饥饿感和饱足感的瘦素和生长素类激素水平发生变化。

在这些直接影响下，改变习惯是具有挑战性的，它既需要意志力也需要技能，而这两者都依赖于人们拥有充足的能量。正如你自身的经验，在你感到精疲力竭时，你不会有动力去做一些事情。而长期的睡眠剥夺和（或）长期的睡眠中断会使这些情绪成为一种永久状态，它侵蚀着你自身的机体，化解了你想要健康饮食或者变得更加积极的决心。除此之外，如果睡眠遭到剥夺，你自然会恼怒和饥饿，想要通过食物寻求安慰的可能性更大。所有这一切会形成恶性循环，你选择不好的食物、增重和保持静坐，反过来会干扰良好睡眠。

以下这些建议会帮助你拥有更加坚实的基础。

（1）保持固定的睡眠计划。这意味着每周工作日，甚至是周末要坚持相同的睡觉时间和起床时间（或者在相同的起床时间 1 小时之内）。

（2）白天避免小憩。如果你感到精疲力竭，却需要令自己焕发生机，那么你可以偶尔小憩 20～30 分钟，但是不要超过这一时间范围，否则很可能会影响你当晚的睡眠。

（3）在睡觉时间避免接触刺激物。刺激物包括咖啡因、尼古丁（无论如何你应该避免尼古丁）和酒精。虽然摄入酒精能够使你马上进入睡眠状态，但是在你的身体开始代谢酒精时，酒精会中断你前半夜的睡眠。不要在下午 3 点以后（如果你对咖啡因所产生的作用非常敏感，时间要提前到中午之前）摄入咖啡因，但可以适度饮酒（1～2 杯）。

（4）白天定期锻炼。早晨锻炼还是下午锻炼，这都由你自己决定。不要在就寝前 4 小时内进行剧烈运动，否则会无法入睡（瑜伽或者普拉提可以在晚上进行）。

（5）入睡前放松一下。你可以在入睡前泡个热水澡，读一本有趣的书，听听音乐，或者做一些轻度的伸展运动。在入睡前，避免能引起你情绪波动的谈话或者活动（如看新闻）。不要带着压力和焦虑入睡。

（6）确保卧室有益睡眠。不要在床上工作或者看电视。保持卧室安静、灯光昏暗。床应该保持舒适，房间不宜太热或者太冷。

（7）咨询医生。如果你一直有睡眠问题，那么眼前所呈现的问题可能只是冰山一角。医生能够帮助你弄清事实。

压力过度所产生的压力

许多由于睡眠不足而产生的负面影响也会伴随着慢性压力而产生。上述问题导致的激素水平失调（特别是皮质醇和胰岛素）和慢性炎症，会为心脏病、2 型糖尿病、某些癌症和其他的慢性病的形成创造条件。慢性压力也会使你对感冒和其他传染病更加敏感。而且心理压力会通过多种方式（包括激素和炎症的方式）中断生理性的自我调节，这种自我调节会从反方向影响你的能量水平。

慢性压力也会影响你的心理状态，损伤你的工作记忆和控制自我冲动的能力，也会增加你患焦虑症和抑郁症的风险。肆意的压力会消耗自身的能量，动摇自身改善或者坚持健康生活方式的动力和决心。事实上，美国旧金山加利福尼亚大学的研究人员发现，自称压力很大的人群，其更容易受驱使而进食。驱使他们进食的因素包括暴饮暴食、饥饿及其越来越多失败的节食尝试。这些都会促使体重增加。

想要控制压力，请尝试以下策略。

（1）培养更佳的时间管理技能。将需要立刻完成的事情摆在优先位置，将不太紧急的事件摆在次要位置，依次处理。

（2）减少自身承担的责任。学会拒绝不重要的请求，将其他人（如家人或者同事）能够轻松完成的任务进行委托处理。

（3）进行呼吸训练。学会缓慢呼吸，有节奏地呼吸。你可以通过鼻腔吸气（数 3 下），然后通过口腔呼气（数 3 下）。这能舒缓压力。无论何时，如果感到被压力压得透不过气，你可以休息一下，做一下深呼吸。

（4）定期锻炼。锻炼除了能使你的大脑和身体沉浸在令人愉悦的神经递质（如血清素）外，还能使你精神抖擞地处理当前事务。

（5）发现克服紧张的最优方法。这种方法可以是服用药物、渐进式的肌肉放松、想象或者其他方法。通过反复尝试，发现对你有效的方法，然后定期使用。

（6）转换思想。你对压力的看法，既可以使其好转，也可以使其恶化。因此你要停止消极思维的习惯，如考虑最坏的情况、想问题极端化及感情用事，试图以中肯的方式思考当前的问题。你可以询问自己你最忧虑的事情成为现实的可能性，你要避免使用"总是""绝不会"之类的绝对词，你要询问自己是否有证据表明你所告诉自己的事情是真实的，最终挑战自我的消极思想。

（7）践行良好的自我照顾。你应该一直将其作为习惯对待，特别是当你处在摄入健康膳食的压力之下，获得大量睡眠、定期锻炼、限制自身酒精和咖啡因的摄入量就尤其重要。

关于压力管理的个人评论：在我的诊所中，我们一直在处理这一问题，而且会依例向病人介绍效果良好的干预疗法，如瑜伽、药物、想象及呼吸训练。这也许对你会有疗效。能够帮助你头脑保持清醒的是剧烈运动，尤其是户外运动，如远足、遛狗，甚至是骑着马游吟。只不过问题在于：对你有效的事情仅仅只是对你有效！说到缓解压力，古时候有句话"认识你自己"，确实是突破点所在。选择适合自己的方式。不要忽视自身的压力！

消除慢性疼痛

无论是持续性、间歇性还是复发性的慢性疼痛，患有此类病症后，你就很难有动力和精力去改变自身行为。比如，你可能很难保持良好的睡眠或者控制自身的压力。除此之外，慢性疼痛对你生活方式的诸多方面都会产生负面的滴流效应，这通常会导致失眠症、压力过大、抑郁症、人际关系问题、缺乏锻炼和不良的膳食选择问题。其中关节疼痛、头痛、背部疼痛和颈部疼痛是极为常见的问题。美国医学研究所的资料显示，美国有超过1亿人受慢性疼痛的折磨，而且这也是问诊时最常见的病症。

为了自身的健康和幸福，你需要同医生密切合作，以此来让疼痛得到良好的控制。众多患有慢性疼痛的人因多维疗法而获益。多维疗法包括药物（如阿片类药物、镇痛药、抗炎药和抗抑郁剂）、局部药剂（如辣椒素软膏、利多卡因和非甾体抗炎贴剂）、身心方式（如认知行为疗法、生物反馈、放松训练和正念冥想）及康复治疗（如物理疗法、职业疗法、热疗法和冷疗法）。对于多种疼痛而言，现已发现，针灸疗法、保健按摩和瑜伽这类补充疗法有助于缓解此类疼痛。

治疗疼痛首先需要做的事情如下所述。

（1）具体描述自身的疼痛。告诉医生疼痛部位、症状发生时间、是持续性疼痛还是疼痛时强时弱，以及引起或者缓解疼痛的因素，并说明疼痛的具体症状（如刺痛、阵痛、带有灼热感还是隐隐作痛）。一般用 1～10 来描述疼痛强度，其中 10 是你能想象到的最强的疼痛强度。

（2）描述疼痛对于生活的影响方式。你不仅需要告诉医生，疼痛是如何影响你的精力、睡眠质量及锻炼能力的，还需要描述它是如何影响你的情绪、幸福感和人际关系的，又是如何影响你经营家庭、处理工作事务的能力的。

（3）在疼痛得到有效控制前不要放弃。有时，找到缓解自身疼痛的方法和策略的正确结合形式需要花费一会儿工夫。如果你感觉自己没有同医生进行有效交流，那么你可以转诊询问专家。

社交生活状态

从最早的起源说起，我们是一种社会性生物，深受与他人之间的关系的影响。这不只是一个温馨的话题，临床试验已经表明，拥有友爱和支持关系的人群遭受慢性病和死亡侵袭的风险要比那些没有积极人际关系的人群小得多。拥有朋友有益于我们自身的健康。拥有良好社交网的人群，一方面，其生理和心理上的复原能力通常更强，而且更加乐观。他们对于常见感冒的敏感度较低，身体引发炎症的可能性更小，他们对于疫苗的免疫反应更强。社会支持也会对白细胞数量、自身行为及脑电波模式产生积极影响。

但是另一方面却是有害的。哈佛大学的研究发现，长期社会压力（与家人和朋友之间的消极互动）水平较高的人群，一日内的皮质醇释放节律异常，会对其身心产生压力。如果你与家庭中的成员相处不好，就其本身而言是一个问题。在你得到他人对你改变自身生活方式的支持之前，改善人际关系状态可能是你的第一要务。

要想从家人、朋友和同事那里获得需要的帮助，请尝试以下策略。

（1）确定人生中最支持你的人。如果你在需要他们的支持前妥善处理好这件事，那么你就更加清楚在紧要关头可以求助的人，这确实是一个完整的人际关系网。

（2）保持互让精神。有时你会是提供支持的人，而有时你却是得到支持的人。确保持续的互让精神，从而避免给朋友和家人带来过多的负担。

（3）寻求帮助。你可以向信赖的人吐露心声，让家人和朋友更好地帮助你。要想获得真正想要和需要的支持，请详细告诉对方他们能够帮助你的最好方式。

（4）建设性沟通。如果你想要努力化解紧张的人际关系，请借助第一人称"我"来冷静地描述自我需求和内心感受，从而直接、机智地表达自我想法，列出自我对于改变、行动和支持的要求。不要抱怨，不要谴责。

（5）扩大社交圈。你可以通过自愿参加信赖的事业或者慈善组织、健身馆、兴趣小组（如竞走俱乐部或读书会）或是通过上课来扩大社交圈。

睡眠、压力管理、社会支持和疼痛控制等因素，每一项都能独自发挥作用，改善你的身体健康状况。除此之外，它们在促进人体健康和提升幸福方面具有累积协同的正面效应。但是，正如你所见，其反面情况也是真实存在的：睡眠质量过低、压力过大、社会支持和关爱严重不足及疼痛严重时会对你的身体健康和心理健康产生负面影响。如果这一过程你循环了4次的话，这种负面影响会更加严重。

实现正确的连锁反应

通常来说，要转变身体每况愈下的轨迹，你首先需要在朝着反方向行进的过程中对各个事项做好优先排序。如果健康受到侵蚀，并且处在衰退的螺旋状态下，那么重获健康就需要越过这一螺旋旋涡。你攀登的每一步都会让你更好地攀登下一步，并且最终让你不断接近胜利的高点：活力。你很可能会发现：你攀登每一步所需的技能须互相支撑，彼此依存，且构建一种积极的协作关系，这种协同关系促使技能之间产生积极的强化效应。换句话说，你所掌握的每一项技能都会让你更好地掌握下一项技能。当你到达螺旋顶点，即活力峰值，你将很可能会延长自身生命，并获得更高质量的生活。

使这种积极连锁反应发生作用的最佳方式，是找到通往技能螺旋的切入点，即制订一个计划，为形成促进自身健康的具体技能描绘出清晰的路线。把这项计划看作一种对抗健康流失循环的手段：掌握促进健康的技能的有序流程后，你就能够登上通往健康之路的螺旋阶梯。在弄清攀登方式前，你需要对自身想要培养的技能进行优先排序，如此你才能获得推动力，从而快速地朝着更加健康的道路迈进。

使用本书列表框内所列疾病预防分析方法，能帮助你弄清楚要获得自身所需技能而需要采取的最优步骤。一旦你确定了这一优先顺序，设想一下，将那些优先事项（和与之相伴的技能）放置在攀登个人技能螺旋的步骤中。由于你逐一处理那些优先事项，并且建立起了相关技能，你会朝着获得更多活力和更健康的目标越爬越高。这一分析方法分为森林、家庭和朋友、双腿、餐叉四个领域。你要审度一下分析方法中每一域的内容，一次一个，然后决定是否需要处理相关领域内事物的技能。如果需要的话，按照优先顺序对存在的挑战进行数字排序，1代表最优先事项。优先状态具有主观性，它应该基于自身，并能感知对自身而言最具挑战或最重要的事件。你可能想要从"我确信那件事我能做，要是我可以干这件事的话……"这一角度进行思考，这种想法会让这件事的优先性高于另一件事。一旦你完成了四大领域的优先事项清单，你基本上就打通了攀登技能螺旋的通道。

森林

森林意指全局。关注全局而忽略局部，你才能把控全局，从整体上改善你的健康。如果你开始调节你的饮食或者锻炼只是因为你苦于睡眠问题、过度紧张，或慢性疼痛的折磨，这种做法是幼稚的。如果你在"森林"列表中遇到了任何问题，就意味着从此开启了你的技能螺旋。你的技能螺旋在所提供的指南的指导下，应对关乎全局的挑战。而应对的先后顺序是由这些挑战对你的优先级而定的（表12.1）。

表 12.1 森林：应对自身的整体健康

状况	优先性	指导
睡眠不足		第五、十二章
压力过重		第十二章
慢性疼痛		第十二章
社交孤独		第十二章

家庭和朋友

家庭和朋友就是指你的家庭状况。如果你有配偶或重要人士，甚至是室友，那么他们的生活方式很可能会影响你自身的生活方式，反之亦然。如果你有孩子，那么健康饮食及积极运动对你们而言，要么更加容易，要么更加困难。团结就是力量，如果不团结，你要改变自身习惯就会感觉像是一场艰难的攀登。亲密关系是通向健康之路的一部分，而且这类关系需要列入技能培养的公式中。除非你真的独来独往，否则请确定你在"家庭和朋友"列表框中的处境，并且决定优先事项顺序，然后根据指导意见处理这些事项。如果你迈过了"森林"这一步，那么"家庭和朋友"会是助你登上技能螺旋的第二步；否则这将是你登途的起点（表12.2）。

表 12.2 家庭和朋友：处理影响自身日常行程的重要关系

状况	优先性	指导
配偶或重要人士		第七、八、九、十章
孩子		第七、八、九、十章
室友		第七、八、十章
大社交网		第九、十章

双腿

双腿涉及的是你的锻炼模式，当然还有保持自身健康（或者更多）

所面临的障碍。你需要确定你很难积极锻炼的主要原因，然后按照自身的优先顺序，运用本书提供的指导意见来克服这些障碍。如果你迈过了"森林""家庭和朋友"这两步，那么"双腿"会是助你登上技能螺旋的第三步；否则这将是你登途的起点（表 12.3）。

表 12.3　双腿：应对自身的锻炼模式

状况	优先性	指导
缺乏锻炼动机		第二、十章
难以安排锻炼日程		第十、十一章
难以建立锻炼活动		第十章
厌烦锻炼		第十章

餐叉

餐叉涉及的是自身的饮食结构，以及日后自身良好饮食所面临的障碍。你需要确定阻碍你良好饮食的障碍，然后按照自身的优先顺序，运用指导意见克服障碍。这将是你有序前进的最后一步，换句话说，如果没有其他相关事物的话，你也许从此登上了技能螺旋（表 12.4）。

表 12.4　餐叉：整体应对自身饮食问题

状况	优先性	指导
缺乏基本的营养知识		第四章
偏好不健康食物		第六章
难以负担营养食物		第七章
缺乏烹饪技能		第八章
外出难以健康饮食		第九章
无法控制饮食习惯		第五章

技 能 螺 旋

一旦你运用上述分析方法建立了自身的优先事项，你就规划好了技能螺旋的爬升路径。在掌握技能的初期，每个人应该做以下两件事：第一，如果你目前没有在锻炼，那么就运用第十一章所给出的指导意见，将运动潜移默化地融入你的日常安排中。第二，开始控制食物的选择，其方式是利用准备好的零食包，离家远时，你可以随身携带（详见第九章相关建议）。这两步极为关键，因为它们会立即提升你自身的控制感、力量和自尊，也为帮助你实现自身目标创造动力。它们也能够让你向自身传达一种信息：如今身体健康是首要的，你继续保持自身健康时，它能够帮助你作出更佳的选择。

你需要奉献出约 2 周的时间来解决每一个领域的技能问题。如果你在这四大领域有事情需要处理，这就意味着你总共要花费约 8 周的时间来走完通往技能螺旋的道路。如果你能在 2 周内完成某一领域的所有事情，那么就根据你所需要的时间来完成。重要的是，你正在作出改变！

尽管穿过技能螺旋的环道旨在为你提供一种你需要的技能力，这种技能力会让你获得持续的活力，但是，这也并不意味着我们掌握了这种技能后就万事大吉了。通常来说，学习一种新技能或者淬炼自己已掌握的技能对我们而言是完全有可能的。即使熟练的木匠师傅也会因为学习了一项新工具的使用方法而从中受益。培养改善自身健康所需的技能力也是如此，因此请记住你可以重新构建遵循自身的技能螺旋，你可以根据自身情况规划时间，从而完成这次旅行。

通过技能螺旋的环道后，你将掌握的可能不仅仅是一组有效的技能，还会掌握获得这些技能的方法！你将拥有自己的实践经验，来评估那些横亘在你前进道路上的障碍。你也会拥有追踪你所需要的信息、项目、资源、工具或者其他实践的经验。这些都会帮助你跨越困难障碍。

技能力的确结合了掌握一整套技能和新技能时的必要技能。在自我承诺和正确的技能力的帮助下，你一定可以找到一种方法帮助你爬升到一定高度，从而逐渐变得更加充满活力，在今后的人生中抵御各种疾病。但是，在这个过程中，没有直升机能带你一跃而上。在爬升过程中，每一步都需要使用一种技能。

谨记，预防慢性病和早逝不应该彼此替代，它们应该和谐共存，共同协作，并产生累加效应。只有这样，你才可以因为这些技能相互联系，产生累加效应，从而获得这种效应带来的益处。除此之外，你为了照顾自身健康所做的每件事都会让你感到更有能力。当你做其他改善健康之事时，你会觉得更为容易，也会感觉到自己已变得更好。

请将对自身幸福的投入称为正反馈循环、良性循环，或者良性连锁反应。无论叫什么，这种对自身幸福的投入都可以获得大量的收益。在一项对 170 位努力减肥者参与的研究中，美国匹兹堡大学护理学院的研究人员发现，参与者在坚持限制脂肪摄入后，其自信心（即对自我拥有成功能力的信心）得到增强，且其自信心越强，18 个月治疗期内的减肥效果越显著。

为了走向更健康的未来，你可能需要退回到一种更简单的生活方式中。这种生活方式就是摄入更多直接源于自然的食物，多运动而不要过多依赖节省劳力的设备。换句话说，我们现在必须考虑做些促进健康的事情，而这些促进健康的事情在过去做起来都是轻而易举且被列为优选事项的，其中包括获得高质量而且充足的睡眠，运用健康的方式管理自身压力（锻炼、深呼吸、冥想等），甚至（或尤其）是在生活忙碌时培育人际关系等。

当然，沿路你会遇到各种始料未及的障碍。但是，获得技能力最积极的一个意义就是，在你需要这些技能时，你知道如何去获得这些技能。这一过程变得熟悉，而且你开始拥有这一过程。套用诗人西奥多·罗斯克的话来说，走过你必须要去的地方，会让你有所收获。这就是技能协同效应最大的威力。

| 第十三章 |

构筑健康的堤坝：全球化思维，行动立足于本地实际，改变世界

本书许多部分都是基于这样的观点：运用双腿和餐叉来掌握健康命运的杠杆，你可以控制这些杠杆。你不需要一直等待世界改变！你现在正在采取行动来改善自身的健康状况。

如果世界真的改变就好了，这样的话改善健康且控制体重反而变得愈发容易。问题是，在现代社会，没有人可以完全掌控助长肥胖和慢性病的相关因素，但是这些对健康不利的影响应该得到处理。然而，正如我们所知，文化、社会和制度变革缓慢，而且人们经常不愿意对其进行变革。如今，我们能自己决定是否通过技能力来克服这些因素，我们再也不必等待，那么为何还踌躇不前？

虽然我们每个人都能通过培养正确的技能力来保护自己和所爱之人的身体健康，但是只有国家才能改变政策、制度和文化本身，使改善健康和控制自身体重成为一种规范。我们每个人都应该投身其中，积极推动政策、制度和文化的变革。

《三个火枪手》中有一句著名的格言："人人为我，我为人人！"这一观念旨在保护彼此幸福，寻求更伟大的利益。毫无疑问，这高尚之至。但不幸的是，谈及促进公众健康（若曾有过更伟大的利益，那么这就是其中之一），事实上，让每个人对于未知的一切都充满激情，是非常难的。但这也能理解，因为公众之多，你无法知其名，谋其面。因此，"降低慢性病 80%的患病率"实际上意味着在你关心爱护的人群中，他们在可能罹患心脏病和癌症的年纪不会罹患这些疾病，这一点很难铭记于心。将损害自身健康、推动肥胖的环境改造成更加有益健康的环境，最需要的是政策改

革。这种改革会促使我们一起创造一种有益于健康的生活方式。

细想一下世界应该如何改变，这有助于构筑自身健康的堤坝。我喜欢这一暗喻是有原因的。谈到每日努力保持良好饮食，积极主动减肥和（或）控制体重，以及改善健康，我们都正在面对一种如同洪水一般真实存在的敌对力量。这种敌对力量包括精加工的、能量密集的、缺乏营养的、超级美味的或是含有荧光物质的食物，也包括用于销售领域内持续流动的货币，这些货币鼓励我们和孩子们大量摄入某些导致我们患上肥胖病和慢性病的食物。技术不断发展，我们得到了能够处理一切事情的工具，我们因而不再像过去一样依赖自身劳力。我们整日事务缠身，于是没有多少时间留意自身健康。我们的农业政策补贴玉米种植、奶牛喂养，而不补贴蔬菜和水果种植。这种敌对力量波及范围甚广，它不仅会导致肥胖，还会损害健康。

事实上，如果将改造一新的世界同过去的世界相比较，你就会发现这样一个事实：纵观人类历史的大多数时期，热量（卡路里）相对缺乏且很难获得，而身体运动却在所难免。现如今，却正好相反：身体运动相对缺乏且很难进行，而摄入热量却在所难免。除此之外，在我们周围，随处可见精加工、低营养食品所产生的各种有害热量。美国休斯敦就存在这一问题！如果你想围堵洪水，扭转局面，那么你就应该构筑堤坝。我们可以通过一次放置一个沙袋进而一步步实现这一目标。一个沙袋无法构筑一个完整的堤坝，同样的，一个计划、政策或工具也无法完全应对助长肥胖和疾病的世界。但是我们可以一次又一次、一步接一步地寻找最终的解决方案。而且，事实上我们正是这样做的。罗伯特·伍德·约翰逊基金会 2012 年 9 月发布的一份报道显示，美国的一些城市正不遗余力地防治儿童肥胖症，儿童肥胖率正在略微下降。

不仅如此，美国医学研究所 2012 年也发布了一份报道，这份报道讲述了其解决流行肥胖症拟采取的措施，其中所呈现的创新要素包括关于价格标签的新观点：要么节省花费，要么花费超过 5000 亿美元用于支付从现在至 2030 年所产生的肥胖症的治疗费用。美国医学院的一个专家小组在名为"加快预防肥胖症：解决国家体重问题"的报道中，将这一解决办法凝练成了以下 5 个关键点：尽一切方法将锻炼融入日常生活；投资对健康生活至关重要的事物；随处准备健康食物和饮品；培养卫生保健从业者和专业人员；强化学校作为"健康心脏"的职能。我们需要像"用沙包筑堤"一样来处理此类问题。

上文中"构筑健康堤坝"这一暗语向我们传递了如何真正解决肥胖问题。然而我们很难找到如何解决肥胖问题的答案。我和同事们在认真研读前人研究的基础上进行总结，并发表了几篇关于肥胖症预防与控制的系统综述和综合分析的文章。尽管遇到许多挑战，但是我们做的许多干预行为的确展现出了预防或者治愈肥胖症的希望，不过这只是大型解决方案的一部分。图 13.1 展现了肥胖症及通常紧随其后的慢性病形成的"因果途径"。

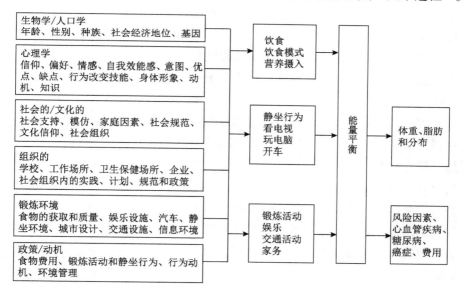

图 13.1　饮食、锻炼和肥胖的生态模式

此图为美国国家心肺血液研究所开发的模式，用于预测肥胖、体重增加和体育锻炼。
时间：2004 年 8 月 4～5 日，地点：美国马里兰州贝塞斯达

我们可以长时间努力工作，而且有建设性地工作，但由于我们只是收集解决方案的各个部分，尚未形成整体的解决方案，因而成效不大。只有将一切装配组合起来，我们才能真正见到成效，就好像只有将堤坝建得固若金汤，洪水才会被挡住一样。

抵御肥胖、促进健康之法的组成要素是什么呢？对于起始者而言，我们可以对各地日用食物的整体营养质量进行客观、实证而粗略的衡量，进

而让每个人成为营养学专家，从而像堵住漏洞一样防止市场扭曲。我们可以通过改变自身选择进而改变餐厅和超市提供的食物。这正是之前描述的营养值评分系统的目的，但是迄今为止，仅有一小部分人使用营养值评分系统或者其他任何类似的系统。我建议政府从现在开始就建立一套系统，并附加一种经济激励措施，即食物营养值越高，其费用越低。这类激励会对目前为治疗疾病支付费用的企业，如保险公司、大企业主和联邦政府，实体提供节省费用的机会。据世界上一些主要健康经济学家所说，卷心菜（生鲜食品通道）的补贴费用与手术室中进行冠状动脉旁路移植术的费用相比简直是微不足道，为人们选择健康食物而设置激励措施可以为个人和国家节省一大笔钱，而且可以让每个人都从中获益。

我们可以创建锻炼活动的渠道并鼓励锻炼，这些锻炼活动秉持健全心智、强健身体的原则，而且尊重个人对于不同锻炼活动的偏好。学校不用占用阅读、写作或者算术的时间来支持锻炼。这正是健康基础知识项目所追求的。同样地，每一个工作场所和教堂都可以为健康基础知识项目提供免费运动的机会，进而帮助成年人随时随地的进行锻炼。"即时休息"是加利福尼亚大学洛杉矶分校的托尼·燕西博士开发的一个项目，它是特地为教会等团体量身定做的，每次锻炼10分钟。我们可以与志同道合的同事聚会，表达引入健康食物和鼓励锻炼的观点，进而改变工作场所的决策。

渐渐地，我们可以改善自己建立的环境，从而每一个街区和城镇都致力于将锻炼融入日常生活中。随着街区的不断发展，我们应该恢复曾经拥有的个人驱动的交通选择（又称为动态交通）。白宫儿童肥胖问题特别小组设立了一个目标，就是在未来 5 年将步行和骑自行车上学的比例增加50%，而且每个养育孩子的家庭都能够帮助国家实现这一目标，这甚至意味着人们可以选择驾车行驶一段路，然后停车走完剩下的路程。企业也可以提供奖励，以鼓励骑车上班的行为，这会有助于改善人们的健康，也有益于改善环境。

我们充分运用"双腿"后，也可以鼓励政策制订者加快立法，提供或采取其他方式获得资金，进而改造成"适合步行"的街区，从而帮助每个人运用双腿。除此之外，我们应该力劝政策制订者修建新的步行道、自行车道、公园和露天场所，这样居民才会拥有更多的机会和资源，进而放心、轻松地参与到步行、骑车及其他积极锻炼的方式中。研究已经发现，居住在步行设施完善的街区的成年人会进行更多适度和剧烈的运动，而且他们与那些居住在步行设施不完善街区的成年人相比，超重的可能性更低。

　　许多学校和企业可以参与蔬果园活动，进而提供真正健康的食物。学校可以教孩子及家长选择更加营养的食物这一必备技能（也许是使用营养侦探项目）。学校还可以设计自助餐厅进而鼓励其学生选择更加营养的食物。一项全国性调查发现，家长没有向卫生保健服务人员和政府机构咨询，反而是更多地向学校咨询预防儿童肥胖症的方法。由于其他机构不像学校一样与孩子们有如此持续且紧密的联系，因此这一点从某种程度上也说得通。但是，政府的确需要颁布统一的指令，让学校提供更加频繁的体育课程和课间休息、更多的健康食物和小吃、健康和营养教育，以及有质量的健康服务，从而使学校帮助儿童预防肥胖症。家长们可以在学校开放参观日等活动中提出这一问题，促成社会各方力量在帮助儿童预防肥胖症方面进行合作。为了帮助解决实施上述措施所需的费用，企业可以为学校提供最先进的促进健康设计所需的资源。

　　有证据表明，儿童由于夏季远离了学校的纪律体系，因而其体重增加量要比学年期间多。因此，仅仅学校出台政策是不够的，我们也需要制订健康的日程安排让孩子们在家遵守。对于减肥需求强烈的孩子，我们应该向其提供更多的资源。设想一下，在一所寄宿学校里，肥胖孩子度过了鉴定为合格的高中学期，减掉了 22.5～45kg 体重，因此免遭他人欺凌，以及由于身体状况不佳和受伤而遭受的侮辱，而且还恢复了自尊。我曾在美国南卡罗来纳州的曼德斯蒂学校担任医学顾问，这是一所青少年减肥寄宿学校。上述遭受欺凌或侮辱的情况的确存在。作为承保人，我们现在需要做的是为这类学校的孩子们投资规划改变一生的学期计划，就像孩子们自己需支付减肥手术费用那样。承保人可投资健康技能训练，但不可能投资重造肠道系统。

　　许多适合家庭的体重管理项目大多关注改善健康和减轻体重，这些项目应该得到开发，而且承保人应该参与这些项目。毕竟，投保人已经支付了其体重失控时身体不适的费用。然而，保险政策很大程度上忽视了用于体重管理和健康生活的技能。

在食物方面，针对儿童的食物营销应该并且能够得到监管，这不是因为我们想要政府告诉我们早餐应该摄入的食物，而是因为拿麦迪逊大道上的广告业高管和 6 岁的孩子进行对抗，这不公平！对于经过严格训练而且极为精明的成年人而言，诱导儿童行为使其承担罹患慢性病的风险，进而从中获利，简直毫无道理。其他许多国家也一致认为，这是不合理的。我们也应该尝试改变政府补贴和营销监管的方向，使其将注意力从关注最长保质期的食物转到可延长摄入该食物人群寿命的食物上。

我们可以根除吸烟行为，从社会层面而言，这对保持健康有着重大意义。长久以来，这种有害的根源已经令人们健康长寿的愿望破灭。如果不向烟瘾者之外的人群推广烟草，那么就没有一个年轻人会再次吸烟。

我们可以做到这一切，甚至还可以做得更多，直至原本 80%可以得到根治的慢性病真正得到根除。当然，这也不仅仅针对想要自主掌控疾病预防的人士。这就是构筑健康堤坝应有之势。慢性健康会取代慢性病，而且要对这件事情负责的不只是你或我，而是我们所有人。构建健康堤坝需要整个社会去构建更加健康的环境。

这都能实现吗？当然，这不是一蹴而就的事情。因此，本书大部分内容都在致力于介绍你能立刻实施的行动，从而守护自身健康。当然，我们可以改变影响我们投票的优先事项，进而推动政策改变。市长和地方长官有义务关心投票者所关心的事情，反之，这些官员负责任命城市规划者，以及主管区划、规划公园和娱乐休闲的人员。如果我们没有想过从我们的文化和环境着手，作出促进健康的改变，那么这一切当然不会发生。

本书要说明的一点就是，我们可以改变自身的生活习惯。既然我们的集体起初可以创造这一文化，我们也可以控制自己的文化。我们可以改变自身文化，使健康成为一种优先事项，但这不是一蹴而就的事情，而是随着时间的推移，一小步一小步，不断累积的过程。最终，作为一个社会群体，我们能够改变我们的生活方式，并且保护孩子们、孙辈们的健康。这种方式是倡导尊重双手、双腿和餐叉的环境，在这种环境下，它们作为一种可以改变我们未来的医疗状况工具。这会是一种受欢迎的缓解方式。它缓解了人们在不必要的危机产生后对听诊器、手术刀及他汀类药物的过度依赖。我们需要做的就是创造一条通往健康饮食及积极主动状态的道路，并且此条道路畅通无阻。正如著名的文化人类学家玛格丽特·米德所说的那样："不要怀疑一小部分精明敬业的公民可以改变世界。的确，这正是唯一可以改变世界的方法。"在采取个人行动时，请让你自己也成为精明敬业的公民中的一员，让世界变得越来越好。对每个人而言，健康就绽放在阻力更小的道路上。

两年前，在蒙特利尔的一次会议上，我有幸见到了一对开始在多伦多创业的夫妻，他们企业的名字是"慷子食品"。这一想法来自他们当时为自己的儿子找不到提供新鲜、可口而健康的午餐和小吃的日托中心。因此他们开始为儿子制作健康、卫生的食物，然后让儿子带到日托中心。之后，他们接到请求，开始为整个日托中心提供食物，然后是为他们那片区域内的12家日托中心提供食物。我上次听说时，他们正在用有机食材为将近6000名儿童提供每日所需的健康家庭自制食物，如全谷物、豆类、各色蔬菜、新鲜水果、禽肉或者鱼，他们也会持续采购当地农户的产品。这对于这一地区是有益的，对于孩子们也是有益的，这也证明为日托中心提供健康、卫生的食物是一个真正不错的生意。

如果我们中有足够多的人脚踏实地，那么我们就会加入那些真正改变世界的，有担当的公民之列，真正让世界向好的方向转变。细想一下这些可能性，以及你能为促进这一进程所作出的贡献。然后设想一下，会馈赠给孩子们一个什么样的未来和文化。在这种未来和文化中，疾病预防对我们来说，就像日常生活一样自然。如果我们能设想到这一点，那么我们就能让这一切发生。如果我们能预测自己和孩子们想要的未来，渐渐地，我们可以携手创造这一未来。

每日食物日记

使用下表记录你要摄入的食物、食量和原因，它在确定进食的情感因素方面尤其有效，你可以发现哪种具体的需求会真正得到满足。

一餐/小吃	主题词	星期/日期： 工作日？是/否
早餐	食物和食量	
	时间和地点	
	原因	
早上 小吃	食物和食量	
	时间和地点	
	原因	
午餐	食物和食量	
	时间和地点	
	原因	
下午 小吃	食物和食量	
	时间和地点	
	原因	
晚餐	食物和食量	
	时间和地点	
	原因	
晚上 小吃	食物和食量	
	时间和地点	
	原因	
其他（酒、饮品）	食物和食量	
	时间和地点	
	原因	

|附表 B|
营养值评分系统[①]

在营养值评分系统（NuVal® Score）中，不同类别的食物按照 1～100 分排列，分数越高，食物营养越多。在这个系统中，您可以将一种产品的整体营养质量与另一种产品进行比较，它已被用于评估 10 万余种食品，并可在全国约 1700 家超市中使用。想要找到离您最近的超市，请点击 www.nuval.com，如果您有权访问系统，请使用它；如果没有，可以看看从高到低显示的分数范围，让您了解同一类别中的食物在营养价值上的变化程度。

食物	营养评分（1～100 分）
面包（分数范围：14～50 分）	
自然双纤维小麦面包	50
培珀莉农场全粒谷物面包，15 种谷物精心配制	48
自然百分百全粒谷物面包	45
万德秘制全麦白面包	44
莎莉百分百杂粮面包	40
阿诺德乡村全麦白面包	39
培珀莉农场石磨百分百全麦面包	38
佛蒙特面包公司健康面包	36
桑宾姆淡味小麦面包	35
莎莉百分百全麦烤面包	34
弗赖霍夫私房百分百全麦面包	34
万德全麦白面包	31
阿诺德全麦健康坚果面包	30
佳好全粒谷物百分百全麦面包	29

---

① 免责声明：分数是基于包装上的信息得出的，包装更新时再做更改。

续表

食物	营养评分（1～100 分）
培珀莉农场燕麦面包	28
万德富钙面包	28
莎莉犹太风味黑麦面包	27
弗赖霍夫爆花顶全麦面包	26
培珀莉农场漩涡裸麦粉黑面包	25
阿诺德砖炉烘焙优质白面包	25
阿诺德石炉面包	25
培珀莉农场意大利芝麻面包	24
阿诺德犹太风味黑麦全麦无籽面包	24
自然蜂蜜口味面包	23
培珀莉农场纯天然蜂蜜燕麦面包	23
培珀莉农场燕麦切片面包	18
佳好顶级黄油面包	14
饼干（分数范围：1～33 分）	
卡什燕麦葡萄干亚麻籽软曲奇	33
纳贝斯克牛顿水果红糖蓝莓口味薄脆曲奇	27
桂格燕麦谷麦苹果肉桂味曲奇	26
沃特曼燕麦蔓越莓亚麻籽曲奇（富含 ω-3 不饱和脂肪酸）	26
安妮秘制兔兔格林汉姆蜂蜜味全粒谷物小饼干	25
芭芭拉黄油花生口味动物饼干	24
卡什燕麦黑巧克力软曲奇	23
纳贝斯克趣多多100卡巧克力豆薄脆片	21
桂格燕麦软曲奇，蔓越莓酸奶口味	20
纳贝斯克泰迪巧克力豆格林汉姆饼干	16
奇宝香草威化饼干	16
奇宝浓郁巧克力豆曲奇	15
怀特沃什减肥巧克力曲奇	14
纳贝斯克原味无花果 Q 弹曲奇	13
纳贝斯克趣多多原味曲奇	13
穆雷无糖巧克力豆曲奇	12
奇宝肉桂焦糖核桃仁曲奇卷	10
纳贝斯克洛娜杜恩曲奇酥饼	9

续表

食物	营养评分（1~100 分）
纳贝斯克奥利奥低脂巧克力夹心曲奇	9
培珀莉农场米兰风味丝滑黑色经典奶油酥脆曲奇	9
大自然加利福尼亚柠檬曲奇	8
纳贝斯克施耐威软糖条纹线雕刻巧克力豆曲奇	7
外婆家燕麦葡萄干曲奇	7
纳贝斯克妮拉香草威化饼干	6
奇宝原味软糖条纹曲奇	5
纳贝斯克奥利奥巧克力夹心曲奇	4
奇宝索芙特贝奇软曲奇	3
培珀莉农场米兰风味特色饼干	2
阿什威秘制马戏团动物图案曲奇	1
咸饼干（分数范围：4~63 分）	
斯特雷犹太风味无盐薄饼	63
格鲁有机向日葵亚麻籽饼干	60
卡什倾心原味全粒谷物饼干	38
纳贝斯克特里斯克百分百全粒谷物饼干	38
家乐氏全麸杂粮一口香饼干	37
纳贝斯克细纤维优选田园蔬菜饼干	34
纳贝斯克特里斯克低脂全粒谷物饼干	32
大自然百分百天然全麦饼干	30
培珀莉农场特色饼干	29
奇宝小镇淡味黄油小麦饼干	28
纳贝斯克小麦减脂饼干	28
奇宝俱乐部杂粮饼干	27
家乐氏特制 K 海盐饼干脆片	27
大自然百分百天然菠菜烤蒜饼干	26
培珀莉农场金鱼形饼干	25
培珀莉农场天然马铃薯饼干	24
桑山芝士低脂饼干	23
大自然百分百葵花籽罗勒风味饼干	22
培珀莉农场金鱼椒盐卷饼	18
纳贝斯克丽兹全麦饼干	13

续表

食物	营养评分（1～100分）
纳贝斯克丽兹低脂饼干	12
纳贝斯克无盐优选咸饼干	11
卡氏全麦饼干	10
培珀莉农场精选黄油特色饼干	9
蓝钻榛子坚果脆米饼	8
纳贝斯克经典海盐饼干	7
安妮秘制有机经典兔兔切达饼干	6
大自然无麸质白切达芝士脆米饼	4
谷类食品（分数范围：8～91分）	
熊河谷翻烤纯天然全麦片	91
卡什7种全粒谷物泡芙	91
宝氏碎麦一勺装原味麦片	91
自然之路有机玉米泡麦片	87
通用磨坊一号纤维原味麸质麦片	53
家乐氏全麸质原味麦片	47
卡什秋麦有机全麦饼干	44
金德亚麻籽肉桂燕麦爆米花	42
奈楚儿欧文格兰诺拉风味麦片	39
自然之路有机浓郁麻类格兰诺拉风味麦片	39
通用磨坊麦圈烤全麦燕麦麦片	37
卡什倾心肉桂燕麦片	36
家乐氏原味磨砂一口香迷你威兹麦片	33
通用磨坊全粒谷物刨花脆薄片	31
卡什格兰克瑞斯普杂粮烤碎浆果麦片爆米花	30
芭芭拉原味海鹦麦片	29
通用磨坊维特斯麦片	28
家乐氏葡萄干麸质麦片	27
家乐氏特制K红莓麦片	25
桂格莱芙麦片	25
家乐氏克莱克林麸质燕麦片	23
家乐氏特制K原味轻烤米麦片	20
卡斯卡迪农场有机格兰诺拉风味燕麦片	20

续表

食物	营养评分（1~100 分）
宝氏华夫杂粮香脆麦片	14
家乐氏斯慕兹格雷汉姆脆麦片	11
船长香脆玉米燕麦片	10
家乐氏思悦兹脆米麦片	8
果汁（分数范围：1~82 分）	
莱克伍德百分百有机鲜榨蔓越莓果汁	82
雷德古德百分百无盐浓缩番茄汁	82
纯果乐纯圃 50 无浆高钙维 D 橙汁	81
莱克伍德百分百有机鲜榨胡萝卜汁	76
莱克伍德百分百有机鲜榨混合芒果汁	67
坎贝尔 V8 百分百低钠原味蔬菜汁	53
夏娃之果蔬菜水果汁	51
佛州天然百分百优选巴氏杀菌高钙维 D 橙汁	49
纯果乐百分百优选高钙维 D 橙汁	49
佛州天然百分百优选巴氏杀菌高钙葡萄汁	47
森圃瑞橙汁百分百纯压榨的巴氏杀菌无果肉高钙维 D 橙汁	47
尼可特百分百果粒芒果汁	44
雷德古德浓缩蔬菜汁	43
多乐百分百富含维 A&C&E 菠萝汁	41
莱克伍德百分百有机鲜榨蓝莓混合果汁	41
坎贝尔 V8 百分百原味蔬菜汁	40
慕兹百分百田园蔬菜混合果汁	38
莱克伍德百分百有机石榴混合果汁	37
努森私房素食者百分百蔬菜混合果汁	36
德尔蒙特百分百浓缩菠萝汁	34
美汁源哈特威斯百分百优质橙汁	32
卡夫卡普里桑素宝 V 水果蔬菜汁	30
欧柯德赫斯百伦低糖石榴混合汁	29
桑思威普拉西芒李子混合果汁	28
果美乐桃子露	26
韦尔奇百分百无糖葡萄汁	25
慕兹普拉斯淡苹果汁	22

续表

食物	营养评分（1～100 分）
桑思威普拉西芒百分百李子汁	22
夏娃之果百分百白葡萄木莓味混合果汁	18
斯乐宝百分百混合果汁	16
雀巢多汁果汁天然苹果汁	13
雀巢多汁果汁百分百天然橙汁	11
戈雅梨露	7
博尔豪斯农场芒果柠檬果汁	6
卡夫卡普里桑威卡橙汁混合果汁	4
亚利桑那州原创西瓜混合果汁	3
夏威夷宾汁红色混合果汁	3
桑尼 D 浓郁柑橘混合橙汁	3
斯奈普蜜桃山竹果汁	2
韦尔奇康科德葡萄混合果汁	2
美汁源优选混合果汁	1
森圃瑞柠檬汁	1
意大利面酱（分数范围：9～82 分）	
弗朗西斯科里纳尔迪无盐意大利番茄酱	82
拉奥秘制普特奈思卡番茄酸豆橄榄凤尾鱼酱汁	73
卡帕迪罗马意大利番茄酱	71
达芬奇意大利风味红蛤酱	67
弗朗西斯科里纳尔迪豪森田园蔬菜酱	65
拉奥秘制西西里烤茄子酱	63
欧甘尼克维拉有机意大利蘑菇番茄酱	58
沃尔德卡拉斯科贸易公司美味罗勒番茄酱	56
艾梅里尔纯天然正宗配方香烤红椒意大利番茄酱	55
缪尔格伦有机烤番茄意大利番茄酱	54
乐果欧德沃尔德意大利面番茄酱	53
纽曼私房维珍橄榄油意大利面番茄酱	52
艾梅里尔纯天然正宗配方意大利番茄酱	51
亨兹精装意大利番茄酱	51
百味来百希勒克罗勒番茄酱	50
百多利有机传统罗勒番茄酱	49

续表

食物	营养评分（1～100分）
宝唐利意大利番茄酱	48
普利格赫特西芒意大利烤红椒蒜酱	47
亨兹优质多蔬意大利番茄酱	46
百多利有机橄榄油罗勒蒜酱	45
普利格赫特西芒传统意大利番茄酱	44
柯拉西戈传统风味，罗勒番茄酱	43
伊森舍艾瑞德田园蔬菜酱	42
百多利维达利亚百分百橄榄油洋葱烤蒜酱	41
普利格意大利鲜菇番茄酱	39
普利格莱特西芒意大利番茄酱	38
欧柯考德橄榄油白蛤酱	36
德尔蒙特优质番茄酱	34
乐果清淡意大利罗勒番茄酱	32
莉迪亚莱蓟意大利番茄酱	30
纽曼秘制维珍橄榄油意大利辣椒香肠番茄酱	30
沃尔夫冈普克四种奶酪（马斯卡邦尼芝士、帕马森干酪、里考塔、艾斯阿格芝士）百分百天然酱汁，	29
母亲牌新鲜菜蓟维珍橄榄油艾斯阿格芝士罗勒意大利番茄酱	28
弗朗西斯科里纳尔迪传统肉酱	27
拉奥私房秘制配方意大利番茄酱	27
金牌帕斯塔百分百天然意大利番茄酱	26
帕斯蒂尼意大利白蛤酱	26
维多利亚四种奶酪意大利番茄酱	24
乐果切昔经典阿尔弗雷德芝士酱	23
百多利阿尔弗雷德芝士洋菇酱	22
雷德古德优质番茄酱	16
乐果切昔帕马森干酪阿尔弗雷德芝士酱	13
克拉西柯迪帕马独家配方四种芝士阿尔弗雷德芝士酱	11
宝康利纯天然阿尔福莱德芝士酱	9
沙拉调料（分数范围：1～13分）	
威士伯淡味豪华法式沙拉酱	13
安妮纯天然淡味覆盆子油醋汁	12

续表

食物	营养评分（1~100分）
威士伯意大利香醋汁	11
肯记牛排馆淡味千岛酱	10
卡夫乐仔意大利沙拉酱	10
佛蒙特枫林农场希腊脱脂沙拉酱	9
纽曼秘制淡味核桃仁覆盆子沙拉酱	9
隐谷农舍第戎风味油醋芥末沙拉酱	8
纽曼私房清淡蜂蜜芥末沙拉酱	7
卡夫草莓香醋汁	6
马泽蒂简装草莓罂粟醋汁	6
肯记牛排馆香醋汁	4
隐谷农舍经典牧场复古黄油奶酱	3
卡夫乐仔意大利脱脂沙拉酱	2
佛蒙特枫林农场洋葱脱脂沙拉酱	1
咸味零食（分数范围：1~59分）	
拉法沃里塔淡盐墨西哥菜豆烤玉米片	59
宾菲尔兹天然无盐豆米脆片	46
食必美味杂粮玉米片	43
玛丽港克莱克史迪克图格，烟熏红椒番茄淡味脆饼干	40
味百特超嫩乌黑豆烤玉米片	37
宾菲尔兹海盐豆米脆片	35
宾尼特烟熏红椒烧烤黑豆脆片	32
食必美味原味甜薯片	31
科德角40%低脂马铃薯片	30
尼德兰古美优质海盐厚切薯片	30
特拉超赞地中海风味蔬菜片	30
卡什香蒜酱皮塔脆饼	29
昔达士纯天然小麦烘焙皮塔饼	28
通用磨坊简装切达干酪零食	28
科德角原味马铃薯片	27
帕比纯天然纳乔干酪烤玉米片	27
美什有机杂粮烤玉米片	26
西芒福德精选蒜香番茄罗勒风味鹰嘴豆泥脆片	26

续表

食物	营养评分（1～100 分）
菲多利多力多滋农场低脂烤玉米片	25
菲多利原味杂粮脆片	25
菲多利多力多滋农场风味烤玉米片	24
路德古德酸味椒盐卷饼	23
史泰西纯海盐皮塔脆片	19
卡夫原味坚果烤玉米片	16
菲多利原味马铃薯片	15
菲多利烧烤味烤玉米片	14
斯奈德汉诺威风味脆饼	12
菲多利经典薯片	11
通用磨坊柴柯梅斯多种脆片	7
路德古德切达干酪海螺椒盐脆饼干	7
美什有机杂粮纯天然烤玉米片	5
纽约风味经典蒜香百吉脆片	5
品客经典马铃薯片	4
伍兹人造醋咸味薯片	4
乐事思达克原味烤玉米片	3
通用磨坊妙脆角原味玉米片	2
怀斯风味洋葱圈	1
酸奶（分数范围：14～96 分）	
达能纯天然原味脱脂酸奶	96
优诺原味脱脂希腊酸奶	96
菲奇全脱脂希腊酸奶	93
达能奥克斯原味脱脂希腊酸奶	91
怀特沃什浆果奶油脱脂酸奶	88
达能莱菲草莓香蕉脱脂希腊酸奶	82
乐悠草莓益生菌混合脱脂酸奶	82
优诺淡味脱脂浓郁香草酸奶	82
达能莱菲脱脂希腊酸奶	57
乔巴尼弗莉普草莓蜂蜜燕麦脱脂希腊酸奶	51
埃梦德杏仁椰味低脂酸奶	49
好穗蓝莓豆味酸奶	48

食物	营养评分（1~100分）
舒客莱芙香草豆味酸奶	44
达能奥克斯草莓水果脱脂希腊酸奶	43
优诺蓝莓水果脱脂希腊酸奶	42
石原奥克斯有机脱脂香草味希腊酸奶	41
达能纯天然原味低脂酸奶	40
菲奇脱草莓无糖（0%）脱脂希腊酸奶	29
优诺经典法式香草味低脂酸奶	28
达能碧悠芭菲精选混合浆果低脂酸奶（顶置格兰诺拉麦片）	27
达能奥克斯传统草莓味希腊酸奶	27
优诺律动！桃子奶油味低脂手摇酸奶慕斯	26
乔巴尼2%芒果低脂混合水果希腊酸奶	25
希腊之神希腊酸奶，顶置无花果	24
棕牛蓝莓奶盖酸奶	23
达能水果草莓香蕉低脂酸奶	23
穆勒弗茹昂桂格奶油低脂酸奶水果慕斯	18
布雷耶巧克力豆低脂酸奶	14
农产品（分数范围：78~100分）	
芦笋	100
西兰花	100
蓝莓	100
青豆	100
猕猴桃	100
橙子	100
长叶莴苣	100
菠菜	100
草莓	100
胡萝卜	99
葡萄柚（宝石红/粉色）	99
羽衣甘蓝	99
桃子	99
菠萝	99
李子	99

续表

食物	营养评分（1~100 分）
南瓜	99
苹果	96
梨子	96
甘薯	96
番茄（红色）	96
芒果（红色）	93
马铃薯	93
香蕉（黄色）	91
玉米	91
葡萄	91
树莓（红色）	91
牛油果（绿色）	89
卷心莴苣	82
百香果（紫色）	78
肉类/海鲜（分数范围：7~87 分）	
大西洋三文鱼	87
蛤蚌（生）	82
鲷鱼	82
罗非鱼	82
虾	75
鲑鱼	74
牡蛎	66
黑线鳕	64
螃蟹（阿拉斯加帝王蟹、梭子蟹、邓杰内斯蟹、雪蟹）	57
海湾扇贝	51
火鸡胸（去皮）	48
鸡胸（去皮）	39
龙虾	36
猪里脊肉	35
牛腩	34
绞火鸡肉，瘦肉（7%脂肪）	33
牛里脊肉（90%瘦肉，10%脂肪）	30

续表

食物	营养评分（1~100分）
沙朗牛排	30
猪腰排	28
火腿	27
上等腰肉牛排	27
查克烤牛肉	26
绞牛肉（70%瘦肉，30%脂肪）	24
荷美尔熏制熟食火鸡	24
美国猪仔骨	24
牛小排	24
黄油球腊肠	12
纳森著名经典牛肉	8
奥斯卡梅尔天然硬木熏培根	7

资　源

在通向健康道路时，参考以下链接会让路途变得更加轻松。

脚部

室内撕裂运动健身计划（儿童）：www.turnthetidefoundation.org/AbcFitness.aspx

随处撕裂运动健身计划(成年人)：www.abeforfitness.com

即时休息（让工作人群和其他群体运动的项目）：www.toniyancey.com/
　　　IRResources.html

手指

美国癌症学会（烟草危害和吸烟方法的信息）：www.cancer.org/healthy/stay
　　　away from tobacco/index

美国心脏协会（吸烟和心脏病的信息）：www.heart.org/HEARTORG

美国肺部协会（戒烟方法的信息）：www.lung.org/stop-smoking

餐叉

营养和饮食学会（前身为美国饮食协会，提供基本营养信息）：www.eatright.org

美国食品药品监督管理局（理解营养成分表的信息）：www.fda.gov/food/
　　　ResourcesForYou/Consumers/NFLPM/ucm274593.htm

健康餐厅搜寻器（健康餐厅选择指南）：www.healthydiningfinder.com

营养侦探：www.davidkatzmd.com/nutritiondetectives.aspx

营养值评分系统（供超市购物使用）：www.nuval.com

美国农业部认证—我的餐盘（阐释如何搭配健康餐盘）：www.choosemyplate.gov

参 考 文 献

Akesson, A., C. Weismayer, P. K. Newby, and A. Wolk. "Combined Effect of Low-Risk Dietary and Lifestyle Behaviors in Primary Prevention of Myocardial Infarction in Women". Archives of Internal Medicine 167, no. 19(October 22, 2007): 2122-27.

Aldana, S. G., R. L. Greenlaw, A. Salberg, H. A. Diehl, R. M. Merrill, C. Thomas, and S. Ohmine. "The Behavioral and Clinical Effects of Therapeutic Lifestyle Change on Middle-Aged Adults". Preventing Chronic Disease 3, no. 1(January 2006): A05.

American Psychological Association. "What Americans Think of Willpower: A Survey of Perceptions of Willpower and Its Role in Achieving Lifestyle and Behavior-Change Goals". 2012. www. apa. org/helpcenter/stress-willpower. pdf(accessed 3/20/2013).

Anderson, L. M., T. A. Quinn, K. Glanz, G. Ramirez, L. C. Kahwati, D. B. Johnson, L. R. Buchanan, W. R. Archer, S. Chattopadhyay, G. P. Kalra, and D. L. Katz. "The Effectiveness of Worksite Nutrition and Physical Activity Interventions for Controlling Employee Overweight and Obesity: A Systematic Review". American Journal of Preventive Medicine 37, no. 4(October 2009): 340-57. Erratum in: American Journal of Preventive Medicine 39, no. 1(July 2010): 104.

Annesi, J. J. "Self-Regulatory Skills Usage Strengthens the Relations of Self-Efficacy for Improved Eating, Exercise, and Weight in the Severely Obese: Toward an Exploratory Model". Behavioral Medicine 37, no. 3(July 2011): 71-76.

Babyak, M., J. A. Blumenthal, S. Herman, P. Khatri, M. Doraiswamy, K. Moore, W. E. Craighead, T. T. Baldewicz, and K. R. Krishnan. "Exercise Treatment for Major Depression: Maintenance of Therapeutic Benefitat. 10 Months". Psychosomatic Medicine 62, no. 5(September-October 2000): 633-38.

Baker, R. C., and D. S. Kirschenbaum. "Weight Control During the Holidays: Highly Consistent Self-Monitoring as a Potentially Useful Coping Mechanism". Health Psychology 17, no. 4(July 1998): 367-70.

Ballard-Barbash, R., C. M. Friedenreich, K. S. Courneva, S. M. Siddiqi, A. McTiernan, and C. M. Alfano. "Physical Activity, Biomarkers, and Disease Outcomes in Cancer Survivors: A Systematic Review". Journal of the National Cancer Institute 104, no. 11(June 6, 2012): 815-40.

Barone Gibbs B., L. S. Kinzel, K. Pettee Gabriel, Y. F. Chang, and L. H Kuller. "Short- and Long-Term Eating Habit Modification Predicts Weight Change in Overweight, Postmenopausal Women: Results from the WOMAN Study". Journal of the Academy of Nutrition and Dietetics 112, no. 9(September 2012): 1347-55.

Baumeister, R. F., and J. Tierney. Willpower: Rediscovering the Greatest Human Strength. New York: Penguin Press, 2011.

Beers, E. A., J. N. Roemmich, L. H. Epstein, and P. J. Horvath. "Increasing Passive Energy Expenditure during Clerical Work". European Journal of Applied Physiology 103, no. 3(June 2008): 353-60.

Bernstein, M. S., A. Morabia, and D. Sloutskis. "Definition and Prevalence of Sedentarism in an Urban Population". American Journal of Public Health 89, no. 6(June 1999): 862-67.

Bhammar, D. N., S. S. Angadi, and G. A. Gaesser. "Effects of Fractionized and Continuous Exercise on 24-h Ambulatory Blood Pressure". Medicine and Science in Sports and Exercise 44, no. 12(December 2012): 2270-76.

Boutelle, K. N., D. S. Kirschenbaum, R. C. Baker, and M. E. Mitchell. "How Can Obese Weight Controllers Minimize Weight Gain During the High Risk Holiday Season?By Self-Monitoring Very Consistently". Health Psychology 18, no. 4(July 1999): 364-68.

Brown, S. G., and R. E. Rhodes. "Relationships among Dog Ownership and Leisure-Time Walking in Western Canadian Adults". American Journal of Preventive Medicine 30, no. 2(February 2006): 131-36.

Bruusgaard, J. D., I. B. Johansen, I. M. Egner, Z. A. Rana, and K. Gundersen. "Myonuclei Acquired by Overload Exercise Precede Hypertrophy and Are Not Lost on Detraining". Proceedings of the National Academy of Sciences 107, no. 34(August 24, 2010): 15111-16.

Burgess-Champoux, T. L., N. Larson, D. Neumark-Sztainer, P. J. Hannan, and M. Story. "Are Family Meal Patterns Associated with Overall Diet Quality during the Transition from Early to Middle Adolescence?"Journal of Nutrition Education and Behavior 41, no. 2(March-April 2009): 79-86.

Callahan, P., J. Manier, and D. Alexander. "Where There's Smoke, There Might Be Food Research, Too". ChicagoTribune, January29, 2006, www. chicagotribune. com/business/ chi-0601290254jan29, 0, 1306987. story(accessed 3/20/2013).

Chen, L., L. J. Appel, C. Loria, P. H. Lin, C. M. Champagne, P. J. Elmer, J. D. Ard, D. Mitchell, B. C Batch, L. P. Svetkey, and B. Caballero. "Reduction in Consumption of Sugar-Sweetened Beverages Is Associated with Weight Loss: The PREMIER Trial". American Journal of Clinical Nutrition 89, no. 5(May 2009): 1299-306.

Chen, R. C., M. S. Lee, Y. H. Chang, and M. L. Wahlqvist. "Cooking Frequency May Enhance Survival in Taiwanese Elderly". Public Health Nutrition 15, no. 7(July 2012): 1142-49.

Chiuve, S. E., K. M. Rexrode, D. Spiegelman, G. Logroscino, J. E. Manson, and E. B. Rimm. "Primary Prevention of Stroke by Healthy Lifestyle". Circulation 118, no. 9(August 26, 2008): 947-54.

Chiuve, S. E., L. Sampson, and W. C. Willett. "The Association between a Nutritional Quality Index and Risk of Chronic Disease". American Journal of Preventive Medicine 40, no 5(May 2011): 505-13.

Chuang, S. C., T. Norat, N. Murphy, A. Olsen, A. Tionneland, K. Overvad, M. C. Boutron-Ruault, F. Perquier, L. Dartois, R. Kaaks, B. Teucher, M. M. Bergmann, H. Boeing, A. Trichopoulou, P. Lagiou, D. Trichopoulos, S. Grioni, C. Sacerdote, S. Panico, D. Palli, R. Tumino, P. H. Peeters, B. Buenode-Mesquita, M. M. Ros, M. Brustad, L. A. Asli, G. Skeie, J. R., Quirós, C. A., González, M. J. Sánchez, C. Navarro, E. Ardanaz Aicua, M. Dorronsoro, I. Drake, E. Sonestedt, I. Johansson, G. Hallmans, T. Key, F. Crowe, K. T. Khaw, N. Wareham, P. Ferrari, N. Slimani, I. Romieu, V. Gallo, E. Riboli, P. Vineis. "Fiber Intake and Total and Cause-Specific Mortality in the European Prospective Investigation into Cancer and Nutrition Cohort". American Journal of Clinical Nutrition 96, no. 1(July 2012): 164-74.

Church, T. S., D. M. Thomas, C. Tudor-Locke, P. T. Katzmarzyk, C. P. Earnest, R. Q. Rodarte, C. K. Martin, S. N. Blair, and C. Bouchard. "Trends over 5 Decades in U. S. Occupation-Related Physical Activity and Their Associations with Obesity". PLoS One 6, no. 5(2011): e19657.

Coe, D. P., J. M. Pivarnik, C. J. Womack, M. J. Reeves, and R. M. Malina. "Health-Related Fitness and Academic Achievement in Middle School Students". Journal of Sports Medicine and Physical Fitness 62, no. 6(December 2012): 654-60.

Condrasky, M., J. H. Ledikwe, J. E. Flood, and B. J. Rolls. "Chefs' Opinions of Restaurant Portion Sizes". Obesity 15, no. 8(August 2007): 2086-94.

Cooper, S. B., S. Bandelow, and M. E. Nevill. "Breakfast Consumption and Cognitive Function in Adolescent Schoolchildren". Physiology and Behavior 103, no. 5(July 6, 2011): 431-39.

Cox, R. H., J. Guth, L. Siekemeyer, B. Kellems, S. B. Brehm, and C. M. Ohlinger. "Metabolic Cost and Speech Quality while Using an Active Workstation". Journal of Physical Activity and Health 8, no. 3(March 2011): 332-39.

Crowe, F. L., T. J. Key, P. N. Appleby, K. Overvad, E. B. Schmidt, R. Egeberg, A. Tjønneland, R. Kaaks, B. Teucher, H. Boeing, C. Weikert, A. Trichopoulou, V. Ouranos, E. Valanou, G. Masala, S. Sieri, S. Panico, R. Tumino, G. Matullo, H. B. Bueno-de-Mesquita, J. M. Boer, J. W. Beulens, Y. T. van der Schouw, J. R. Quirós, G. Buckland, M. J. Sánchez, M. Dorronsoro, J. M. Huerta, C. Moreno-Iribas, B. Hedblad, J. H. Jansson, P. Wennberg, K. T. Khaw, N. Wareham, P. Ferrari, A. K. Illner, S. C. Chuang, T. Norat, J. Danesh, and E. Riboli. "Dietary Fibre Intake and Ischaemic Heart

Disease Mortality: The European Prospective Investigation into Cancer and Nutrition-Heart Study". European Journal of Clinical Nutrition 66, no. 8(August 2012): 950-56.

Crum, A. J., W. R. Corbin, K. D. Brownell, and P. Salovey. "Mind over Milkshakes: Mindsets, Not Just Nutrients, Determine Ghrelin Response". Health Psychology 30, no. 4(July 2011): 424-29.

Csikszentmihalyi, M. Flow: The Psychology of Optimal Experience. New York: Harper and Row, 1990.

Daar, A. S., P. A. Singer, D. L. Persad, S. K. Pramming, D. R. Matthews, R. Beaglehole, A. Bernstein, L. K. Borysiewicz, S. Colagiuri, N. Ganguly, R. I. Glass, D. T. Finegood, J. Koplan, E. G. Nabel, G. Sarna, N. Sarrafzadegan, R. Smith, D. Yach, and J. Bell. "Grand Challenges in Chronic Non Communicable Diseases". Nature 450, no. 7169(November22, 2007): 494-96.

Davies, N. J., L. Batehup, and R. Thomas. "The Role of Diet and Physical Activity in Breast, Colorectal, and Prostate Cancer Survivorship: A Review of the Literature"British Journal of Cancer 105(2011): S52-S73.

Davis, C. L., N. K. Pollock, J. L. Waller, J. D. Allison, B. A. Dennis, R. Bassali, A. Melendez, C. A. Boyle, and B. A. Gower. "Exercise Dose and Diabetes Risk in Overweight and Obese Children: A Randomized Controlled Trial". JAMA 308, no. 11(September 19, 2012): 1103-12.

De Castro, J. M., G. A. King, M. Duarte-Gardea, S. Gonzalez-Ayala, and C. H. Kooshian. "Overweight and Obese Humans Overeat Away from Home". Appetite 59, no. 2(October 2012): 204-11.

DeFina, L. F., B. L. Willis, N. B. Radford, A. Gao, D. Leonard, W. L. Haskell, M. F. Weiner, and J. D. Berry. "The Association between Midlife Cardiorespiratory Fitness Levels and Later-Life Dementia: A Cohort Study". Annals of Internal Medicine 158, no. 3(February 5, 2013): 162-68.

Eaton, S. B., L. Cordain, and P. B. Sparling. "Evolution, Body Composition, Insulin Receptor Competition, and Insulin Resistance". Preventive Medicine 49, no. 4(October2009): 283-85.

Eaton, S. B., S. B. Eaton III, and M. J. Konner. "Paleolithic Nutrition Revisited: A Twelve-Year Retrospective on Its Nature and Implications". European Journal of Clinical Nutrition 51, no. 4(April 1997): 207-16.

Eaton, S. B., S. B. Eaton III, M. J. Konner, and M. Shostak. "An Evolutionary Perspective Enhances Understanding of Human Nutritional Requirements". Journal of Nutrition 126, no. 6(June 1996): 1732-40.

Eaton, S. B., and M. Konner. "Paleolithic Nutrition. A Consideration of Its Nature and Current Implications". New England Journal of Medicine 312, no. 5(January 31, 1985): 283-89.

Ebbeling, C. B., J. F. Swain, H. A. Feldman, W. W. Wong, D. L. Hachey, E. Garcia-Lago, and D. S. Ludwig. "Effects of Dietary Composition on Energy Expenditure during Weight-Loss Maintenance". JAMA 307, no. 24(June 27, 2012): 2627-34.

Ford, E. S., M. M. Bergmann, J. Kroger, A. Schienkiewitz, C. Weikert, and H. Boeing. "Healthy Living Is the Best Revenge: Findings from the European Prospective Investigation into Cancer and Nutrition-Potsdam Selected Bibliography Study". Archives of Internal Medicine 169, no. 15(August 10, 2009): 1355-62.

"Four Healthy Lifestyle Factors Help Ward off Chronic Disease: Diet, Exercise, Low Body Mass Index and Not Smoking Can Reduce the Incidence of Heart Disease, Diabetes, Stroke and Cancer". Duke Medicine Health News 15, no. 11(November 2009): 4-5.

"Four Steps to Lower the Toll of Killer Diseases". Heart Advisor 7, no. 8(August 2004): 2.

Framson, C., A. R. Kristal, J. M. Schenk, A. J. Littman, S. Zeliadt, and D. Benitez"Development and Validation of the Mindful Eating Questionnaire"Journal of the American Dietetic Association 109, no. 8(August 2009): 1439-44.

French, D. P., A. Stevenson, and S. Michie. "An Intervention to Increase Walking Requires Both Motivational and Volitional Components: A Replication and Extension". Psychology, Health and Medicine 17, no. 2(2012): 127-35.

Friedman, E. M., A. S. Karlamangla, D. M. Almeida, and T. E. Seeman. "Social Strain and Cortisol Regulation in Midlife in the U. S". Social Science and Medicine 74, no. 4(February 2012): 607-15.

Furie, G. L., and M. M. Desai. "Active Transportation and Cardiovascular Disease Risk Factors in U. S. Adults". American Journal of Preventive Medicine 43, no. 6(December 2012): 621-28.

Galimanis, A., M. L. Mono, M. Arnold, K. Nedeltchev, and H. P. Mattle. "Lifestyle and Stroke Risk: A Review". Current Opinion in Neurology 22, no. 1(February 2009): 60-68.

Gano, L. B., A. J. Donato, G. L. Pierce, H. M. Pasha, K. A. Magerko, C. Roeca, and D. R. Seals. "Increased Proinflammatory and Oxidant Gene Expression in Circulating Mononuclear Cells in Older Adults: Amelioration by Habitual Exercise". Physiological Genomics 43, no. 14(July 27, 2011): 895-902.

Gaziano, J. M., H. D. Sesso, W. G. Christen, V. Bubes, J. P. Smith, J. MacFadyen, M. Schvartz, J. E. Manson, R. J. Glynn, and J. E. Buring. "Multivitamins in the Prevention of Cancer in Men: The Physicians' Health Study II Randomized Controlled Trial" JAMA 308, no. 18(November 14, 2012): 1871-80.

Glanz, K., J. Hersey, S. Cates, M. Muth, D. Creel, J. Nicholls, V. Fulgoni III, and S. Zaripheh. "Effect of a Nutrient Rich Foods Consumer Education Program: Results from the Nutrition Advice Study". Journal of the Academy of Nutrition and Dietetics 112, no. 1(January 2012): 56-63.

Gopinath, B., E. Rochtchina, V. M. Flood, and P. Mitchell. "Healthy Living and Risk of Major Chronic Diseases in an Older Population". Archives of Internal Medicine 170, no. 2(January 25, 2010): 208-9.

Graham, D. J., and M. N. Laska. "Nutrition Label Use Partially Mediates the Relationship between Attitude toward Healthy Eating and Overall Dietary Quality among College Students". Journal of the Academy of Nutrition and Dietetics 112, no. 3(March 2012): 414-18.

Gregg, E. W., H. Chen, L. E. Wagenknecht, J. M. Clark, L. M. Delahanty, J. Bantle, H. J. Pownall, K. C. Johnson, M. M. Safford, A. E. Kitabchi, F. X. Pi-Sunyer, R. R. Wing, and A. G. Bertoni. "Look AHEAD Research Group. Association of an Intensive Lifestyle Intervention with Remission of Type 2 Diabetes". JAMA 308, no. 23(December 19, 2012): 2489-96.

Groesz, L. M., S. McCoy, J. Carl, L. Saslow, J. Stewart, N. Adler, B. Laraia, and E. Epel. "What Is Eating You? Stress and the Drive to Eat". Appetite 58, no. 2(April 2012): 717-21.

Gupta, B. P., M. H. Murad, M. M. Clifton, L. Prokop, A. Nehra, and S. L. Kopecky. "The Effect of Lifestyle Modification and Cardiovascular Risk Factor Reduction on Erectile Dysfunction: A Systematic Review and Meta-analysis". Archives of Internal Medicine 171, no. 20(November 14, 2011): 1797-803.

Hanlon, B., M. J. Larson, B. W. Bailey, and J. D. Lecheminant. "Neural Response to Pictures of Food after Exercise in Normal-Weight and Obese Women". Medicine and Science in Sports and Exercise 44, no. 10(October 2012): 1864-70.

Heim, S., J. Stang, and M. Ireland. "A Garden Pilot Project Enhances Fruit and Vegetable Consumption among Children". Journal of the American Dietetic Association 109, no. 7(July 2009): 1220-26.

Hermans, R. C., J. K. Larsen, C. P. Herman, and R. C. Engels. "How Much Should I Eat? Situational Norms Affect Young Women's Food Intake during Meal Time". British Journal of Nutrition 107, no. 4(February 2012): 588-94.

Herring, M. P., M. L. Jacob, C. Suveg, R. K. Dishman, and P. J. O'Connor. "Feasibility of Exercise Training for the Short-Term Treatment of Generalized Anxiety Disorder: A Randomized Controlled Trial". Psychotherapy and Psychosomatics 81, no. 1(2012): 21-28.

Hetherington, M. M., R. Foster, T. Newman, A. S. Anderson, and G. Norton. "Understanding Variety: Tasting Different Foods Delays Satiation." Physiology and Behavior 87, no. 2(February 28, 2006): 263-71.

Hoffman, B. M., M. A. Babyak, W. E. Craighead, A. Sherwood, P. M. Doraiswamy, M. J. Coons, and J. A. Blumenthal. "Exercise and Pharmacotherapy in Patients with Major Depression: One-Year Followup of the SMILE Study". Psychosomatic Medicine 73, no. 2(FebruaryMarch 2011): 127-33.

Institute of Medicine. "Accelerating Progress in Obesity Prevention: Solving the Weight of the Nation". National Academies Report, May 8, 2012, www. iom. edu/Reports/2012/ Accelerating-Progress-in-Obesity-Prevention. aspx(accessed 3/20/2013).

Jha, P., C. Ramasundarahettige, V. Landsman, B. Rostron, M. Thun, R. N. Anderson, T. McAfee, and R. Peto. "21st-century Hazards of Smoking and Benefits of Cessation in the United States". The New England Journal of Medicine 368, no. 4(January 24, 2013): 341-50.

Katz, D. L. "Behavior Modification in Primary Care: The Pressure System Model". Preventive Medicine 32, no. 1(January 2001): 66-72.

——. "Competing Dietary Claims for Weight Loss: Finding the Forest through Truculent Trees. Annual Review of Public Health 26(2005): 61-88.

——. "Life and Death, Knowledge and Power: Why Knowing What Matters Is Not What's the Matter. "Archives of Internal Medicine 169, no. 15(August 10, 2009): 1362-63.

——. Nutrition in Clinical Practice, Second Edition. Philadelphia: Lippincott Williams and Wilkins, 2008.

——. "Obesity... Be Dammed!: What It Will Take to Turn the Tide." Harvard Health Policy Review 7(2006): 135-51.

——. "Pandemic Obesity and the Contagion of Nutritional Nonsense". Public Health Reviews 31, no. 1(2003): 33-44.

——. "Plant Foods in the American Diet? As We Sow... " Medscape Journal of Medicine 11, no. 1(2009): 25. Epub January 26, 2009.

——. "School-Based Interventions for Health Promotion and Weight Control: Not Just Waiting on the World to Change". Annual Review of Public Health 30(2009): 253-72.

——. The Flavor Point Diet: The Delicious, Breakthrough Plan to Turn Off Your Hunger and Lose the Weight for Good. New York: Rodale Inc., 2005.

——. "2011Lenna Frances Cooper Memorial Lecture: The Road to Health Is Paved with Good Inventions: Of Science, Sense, and Elephense". Journal of the Academy of Nutrition and Dietetics 112, no. 2(February 2012): 313-21.

Katz, D. L., J. Boukhalil, S. C. Lucan, D. Shah, W. Chan, and M. C. Yeh. "Impediment Profiling for Smoking Cessation. Preliminary Experience". Behavior Modification 27, no. 4(September 2003): 524-37.

Katz, D. L., D. Cushman, J. Reynolds, V. Njike, J. A. Treu, J. Walker, E. Smith, and C. Katz. "Putting Physical Activity Where It Fits in the School Day: Preliminary Results of the ABC(Activity Bursts in the Classroom)for Fitness Program". Preventing Chronic Disease 7, no. 4(July 2010): A82. Epub June 15, 2010.

Katz, D. L., K. Doughty, V. Njike, J. A. Treu, J. Reynolds, J. Walker, E. Smith, and C. Katz.

"A Cost Comparison of More and Less Nutritious Food Choices in US Supermarkets". Public Health Nutrition. 14, no. 9(September 2011): 1693-99.

Katz, D. L., and M. H. Gonzalez. The Way to Eat. Naperville, IL: Sourcebooks, Inc., 2002.

Katz, D. L., C. S. Katz, J. A. Treu, J. Reynolds, V. Njike, J. Walker, E. Smith, and J. Michael. "Teaching Healthful Food Choices to Elementary School Students and Their Parents: The Nutrition Detectives™ Program". Journal of School Health 81, no. 1(January 2011): 21-28.

Katz, D. L., V. Y. Njike, Z. Faridi, L. Q. Rhee, R. S. Reeves, D. J. Jenkins, and K. T. Ayoob. "The Stratification of Foods on the Basis of Overall Nutritional Quality: The Overall Nutritional Quality Index". American Journal of Health Promotion 24, no. 2(November-December 2009): 133-43.

Katz, D. L., M. O'Connell, V. Y. Njike, M. C. Yeh, H. Nawaz. "Strategies for the Prevention and Control of Obesity in the School Setting: Systematic Review and Metaanalysis". International Journal of Obesity 32, no. 12(December 2008): 1780-89.

Katz, D. L., M. O'Connell, M. C. Yeh, H. Nawaz, V. Njike, L. M. Anderson. S. Cory, and W. Dietz(Task Force on Community Preventive Services). "Public Health Strategies for Preventing and Controlling Overweight and Obesity in School and Worksite Settings: A Report on Recommendations of the Task Force on Community Preventive Services". Morbidity and Mortality Weekly Report Recommendations and Reports. 54, no. RR-10(October 7, 2005): 1-12.

Katz, D. L., K. Shuval, B. P. Comerford, Z. Faridi, and V. Y. Njike. "Impact of an Educational Intervention on Internal Medicine Residents, Physical Activity Counselling: The Pressure System Model". Journal of Evaluation in Clinical Practice 14, no. 2(April 2008): 294-99.

Katzmarzyk, P. T., and I. M. Lee. "Sedentary Behavior and Life Expectancy in the U. S. A. : A Cause-Deleted Life Table Analysis". British Medical Journal 2, no. 4(2012).

Keskitalo, K., H. Tuorila, T. D. Spector, L. F. Cherkas, A. Knaapila, K. Silventoinen, and M. Perola. "Same Genetic Components Underlie Different Measures of Sweet Taste Preference". American Journal of Clinical Nutrition 86, no. 6(December 2007): 1663-69.

Kessler, D. A. The End of Overeating: Taking Control of the Insatiable American Appetite. New York: Rodale Books, 2009.

King, D. E., A. G. Mainous III, M. Carnemolla, and C. J. Everett. "Adherence to Healthy Lifestyle Habits in U. S. Adults, 1988-2006". American Journal of Medicine 122, no. 6(June 2009): 528-34.

Knoops, K. T., L. C. de Groot, D. Kromhout, A. E. Perrin, O. MoreirasVarela, A. Menotti, and W. A. van Staveren. "Mediterranean Diet, Lifestyle Factors, and 10-Year Mortality in Elderly European Men and Women: Hie HALE Project". JAMA. 292, no.

12(September 22, 2004): 1433-39.

Kong, A., S. A. Beresford, C. M. Alfano, K. E. Foster-Schubert, M. L. Neuhouser, D. B. Johnson, C. Duggan, C. Y. Wang, L. Xiao, R. W. Jeffery, C. E. Bain, and A. McTiernan. "Self-Monitoring and Eating-Related Behaviors Are Associated with 12-Month Weight Loss in Postmenopausal Overweight-to-Obese Women". Journal of the Academy of Nutrition and Dietetics 112, no. 9(September 2012): 1428-35.

Konner, M., and S. B. Eaton. "Paleolithic Nutrition: Twenty-Five Years Later". Nutrition in Clinical Practice 25, no. 6(December 2010): 594-602.

Kovelis, D., J. Zabatiero, K. C. Furlanetto, L. C. Mantoani, M. Proenca, and F. Pitta. "Short-Term Effects of Using Pedometers to Increase Daily Physical Activity in Smokers: A Randomized Trial". Respiratory Care 57, no. 7(July 2012): 1089-97.

Kramer, R. F., A. J. Coutinho, E. Vaeth, K. Christiansen, S. Suratkar, and J. Gittelsohn. "Healthier Home Food Preparation Methods and Youth and Caregiver Psychosocial Factors Are Associated with Lower BMI in African American Youth". Journal of Nutrition 142, no. 5(May 2012): 948-54.

Kuipers, R. S., M. F. Luxwolda, D. A. Dijck-Brouwer, S. B. Eaton, M. A. Crawford, L. Cordain, and F. A. Muskiet. "Estimated Macronutrient and Fatty Acid Intakes from an East African Paleolithic Diet". British Journal of Nutrition 104, no. 11(December 2010): 1666-87.

Kurth, T., S. C. Moore, J. M. Gaziano, C. S. Kase, M. J. Stampfer, K. Berger, and J. E. Buring. "Healthy Lifestyle and the Risk of Stroke in Women". Archives of Internal Medicine 166, no. 13(July 10, 2006): 1403-9.

Kvaavik, E., G. D. Batty, G. Ursin, R. Huxley, and C. R. Gale. "Influence of Individual and Combined Health Behaviors on Total and Cause Specific Mortality in Men and Women: The United Kingdom Health and Lifestyle Survey". Archives of Internal Medicine 170, no. 8(April 26, 2010): 711-18.

Lapointe, A., V. Provencher, S. J. Weisnagel, C. Begin, R. Blanchet, A. A. Dufour-Bouchard, C. Trudeau, and S. Lemieux. "Dietary Intervention Promoting High Intakes of Fruits and Vegetables: Short-Term Effects on Eating Behaviors in Overweight-Obese Postmenopausal Women". Eating Behaviors 11, no. 4(December 2010): 305-8.

Larson, N. I., M. C. Nelson, D. Neumark-Sztainer, M. Story, and P. J. Hannan. "Making Time for Meals: Meal Structure and Associations with Dietary Intake in Young Adults". Journal of the American Dietetic Association 109, no. 1(January 2009): 72-79.

Larson, N., D. Neumark-Sztainer, M. N. Laska, and M. Story. "Young Adults and Eating Away from Home: Associations with Dietary Intake Patterns and Weight Status Differ by Choice of Restaurant". Journal of the American Dietetic Association 111, no. 11(November 2011): 1696-703.

Laska, M. N., N. I. Larson, D. Neumark-Sztainer, and M. Story. "Does Involvement in Food

Preparation Track from Adolescence to Young Adulthood and Is It Associated with Better Dietary Quality? Findings from a 10-Year Longitudinal Study". Public Health Nutrition 15, no. 7(July 2012): 1150-58.

Lee, I. M., E. J. Shiroma, F. Lobelo, P. Puska, S. N. Blair, and P. T. Katzmarzvk(Lancet Physical Activity Series Working Group). "Effect of Physical Inactivity on Major Non-communicable Diseases Worldwide: An Analysis of Burden of Disease and Life Expectancy. " Lancet 380, no. 9838(July 21, 2012): 219-29.

Lentino, C., A. J. Visek, K. McDonnell, and L. DiPietro. "Dog Walking Is Associated with a Favorable Risk Profile Independent of Moderate to High Volume of Physical Activity". Journal of Physical Activity and Health 9, no. 3(March 2012): 414-20.

Levine, J. A., and J. M. Miller. "The Energy Expenditure of Using a 'Walk-and-Work' Desk for Office Workers with Obesity". British Journal of Sports Medicine 41, 9(September 2007): 558-61.

Levine, J. A., S. J. Schleusner, and M. D. Jensen. "Energy Expenditure of Nonexercise Activity". American Journal of Clinical Nutrition 72, no. 6(December 2000): 1451-54.

Liu, P. J., C. A. Roberto, L. J. Liu, and K. D. Brownell. "A Test of Different Menu Labeling Presentations". Appetite 59, no. 3(December 2012): 770-77.

Loprinzi, P. D., and B. J. Cardinal. "Association between Biologic Outcomes and Objectively Measured Physical Activity Accumulated in >10-Minute Bouts and <10-Minute Bouts". American Journal of Health Promotion 27, no. 3(January-February 2013): 143-51.

Loureiro, M. L., S. T. Yen, and R. M. Nayga Jr. "The Effects of Nutritional Labels on Obesity". Agricultural Economics 43, no. 3(May 2012): 333- 42.

McCullough, M. L., A. V. Patel, L. H. Kushi, R. Patel, W. C. Willett, C. Doyle, M. J. Thun, and S. M. Gapstur. "Following Cancer Prevention Guidelines Reduces Risk of Cancer, Cardiovascular Disease, and All-Cause Mortality". Cancer Epidemiology, Biomarkers and Prevention 20, no. 6(June 2011): 1089-97.

McDonald, N. C., A. L. Brown, L. M. Marchetti, and M. S. Pedroso. "U. S. School Travel, 2009: An Assessment of Trends". American Journal of Preventive Medicine 41, no. 2(2011): 146-51.

McGinnis, J. M., and W. H. Foege. "Actual Causes of Death in the United States". JAMA. 270, no. 18(November 10, 1993): 2207-12.

McGonigal, K. The Willpower Instinct: How Self-Control Works, Why It Maters, and What You Can Do to Get More of It. New York: Penguin Group, 2012.

Manier, J., P. Callahan, and D. Alexander. "The Oreo, Obesity and Us: A Tribune Special Report in Three Parts". Chicago Tribune, August 21-23, 2005, www. chicagotribune. com/news/watchdog/chi-oreos-specialpackage, 0, 6758724. special(accessed 3/20/2013).

Meng, L., G. Maskarinec, J. Lee, and L. N. Kolonel. "Lifestyle Factors and Chronic

Diseases: Application of a Composite Risk Index". Preventive Medicine 29, no. 4(October 1999): 296-304.

Meyer, P., B. Kayser, M. P. Kossovsky, P. Sigaud, D. Carballo, P. F. Keller, X. E. Martin, N. Farpour-Lambert, C. Pichard, and F. Mach. "Stairs Instead of Elevators at Workplace: Cardioprotective Effects of a Pragmatic Intervention". European Journal of Cardiovascular Prevention and Rehabilitation 17, no. 5(October 2010): 569-75.

Mokdad, A. H., J. S. Marks et al. "Actual Causes of Death in the United States, 2000". JAMA. 291, no. 10(March 10, 2004): 1238-45. Review. Erratum in JAMA 293, no. 3(January 19, 2005): 293-94.

Muchiteni, T., and W. B. Borden. "Improving Risk Factor Modification: A Global Approach". Current Cardiology Reports. 11, no. 6(November 2009): 476-83.

Murawski, M. E., V. A. Milsom, K. M. Ross, K. A. Rickel, N. DeBraganza, L. M. Gibbons, and M. G. Perri. "Problem Solving, Treatment Adherence, and Weight-Loss Outcome among Women Participating in Lifestyle Treatment for Obesity". Eating Behaviors 10, no. 3(August 2009): 146-51.

Myers, K. P., and A. Sclafani. "Development of Learned Flavor Preferences". Developmental Psychobiology 48, no. 5(July 2006): 380-88.

National Diabetes Information Clearinghouse: Diabetes Prevention Program(DPP), http: //diabetes. niddk. nih. gov/dm/pubs/preventionprogram/(accessed 3/20/2013).

Nicklett, E. J., R. D. Semba, Q. L. Xue, J. Tian, K. Sun, A. R. Cappola, E. M. Simonsick, L. Ferrucci, and L. P. Fried. "Fruit and Vegetable Intake, Physical Activity, and Mortality in Older Community-Dwelling Women". Journal of the American Geriatrics Society 60, no. 5(May 2012): 862-68.

O'Connell, M., B. P. Comerford, H. K. Wall, V. Yanchou-Njike, Z. Faridi, and D. L. Katz. "Impediment Profiling for Smoking Cessation: Application in the Worksite. " American Journal of Health Promotion 21, 2(November-December 2006): 97-100.

O'Connell, M., S. C. Lucan, M. C. Yeh, E. Rodriguez, D. Shah, W. Chan, and D. L. Katz. "Impediment Profiling for Smoking Cessation: Results of a Pilot Study". American Journal of Health Promotion 17, no. 5(May-June 2003): 300-303.

O'Keefe, J. H., R. Vogel, C. J. Lavie, and L. Cordain. "Achieving Hunter-Gatherer Fitness in the 21st Century: Back to the Future". American Journal of Medicine 123, no. 12(December 2010): 1082-86.

——"Organic Fitness: Physical Activity Consistent with Our Hunter-Gatherer Heritage". Physician and Sportsmedicine. 38, no. 4(December 2010): 11-18.

Ogden, L. G., N. Stroebele, H. R. Wyatt, V. A. Catenacci, J. C. Peters, J. Stuht, R. R. Wing, and J. O. Hill. "Cluster Analysis of the National Weight Control Registry to Identify Distinct Subgroups Maintaining Successful Weight Loss". Obesity 20, no. 10(October 2012): 2039-47.

Ornish, D., S. E. Brown, L. W. Scherwitz, J. H. Billings, W. T. Armstrong, T. A. Ports, S. M. McLanahan, R. L. Kirkeeide, R. J. Brand, and K. L. Gould. "Can Lifestyle Changes Reverse Coronary Heart Disease?The Lifestyle Heart Trial". The Lancet 336, no. 8708(July 21, 1990): 129-33.

Ornish, D, J. Lin, J. Daubenmier, G. Weidner, E. Epel, C. Kemp, M. J. Magbanua, R. Marlin, L. Yglecias, P. R. Carroll, and E. H. Blackburn. "Increased Telomerase Activity and Comprehensive Lifestyle Changes: A Pilot Study". The Lancet Oncology 9, no. 11(November 2008): 1048-57.

Ornish, D, M. J. Magbanua, G. Weidner, V. Weinberg, C. Kemp, C. Green, M. D. Mattie, R. Marlin, J. Simko, K. Shinohara, C. M. Haqq, and P. R. Carroll. "Changes in Prostate Gene Expression in Men Undergoing an Intensive Nutrition and Lifestyle Intervention". Proceedings of the National Academy of Sciences U. S. A. 105, no. 24(June 17, 2008): 8369-74.

Ornish, D, L. W. Scherwitz, J. H. Billings, S. E. Brown, K. L. Gould, T. A. Merritt, S. Sparler, W. T. Armstrong, T. A. Ports, R. L. Kirkeeide, C. Hogeboom, R. J. Brand, et al. "Intensive Lifestyle Changes for Reversal of Coronary Heart Disease". JAMA 280, no. 23(December 16, 1998): 2001-7.

Orrell-Valente, J. K., L. G. Hill, W. A. Brechwald, K. A. Dodge, G. S. Pettit, and J. E. Bates. " 'Just Three More Bites': An Observational Analysis of Parents' Socialization of Children's Eating at Mealtime". Appetite 48, no. 1(January 2007): 37-45.

Park, M. "Twinkie Diet Helps Nutrition Professor Lose 27 Pounds". CNN, November 8, 2010, www. cnn. com/2010/HEALTH/ll/08/twinkie. diet. professor/index. html(accessed 3/20/2013).

Parschau, L., L. Fleig, M. Koring, D. Lange, N. Knoll, R. Schwarzer, and S. Lippke. "Positive Experience, Self-Efficacy, and Action Control Predict Physical Activity Changes: A Moderated Mediation Analysis". British Journal of Health Psychology, 18, no. 2, May 2013: 395-406.

Pecoraro, N., F. Reyes, F. Gomez, A. Bhargava, and M. F. Dallman. "Chronic Stress Promotes Palatable Feeding, Which Reduces Signs of Stress: Feedforward and Feedback Effects of Chronic Stress". Endocrinology 145, no. 8(August 2004): 3754-62.

Pollan, M. In Defense of Food: An Eaters Manifesto. New York: Penguin Press, 2008.

Prochaska, J. O., J. C. Norcross, and C. C. DiClemente. Changing for Good: A Revolutionary Six-Stage Program for Overcoming Bad Habits and Moving Your Life Positively Forward. New York: William Morrow and Company, 1994.

Ramsden, C. E., K. R. Faurot, P. Carrera-Bastos, L. Cordain, M. De Lorgeril, and L. S. Sperling. "Dietary Fat Quality and Coronary Heart Disease Prevention: A Unified Theory Based on Evolutionary, Historical, Global, and Modern Perspectives". Current Treatment Options in Cardiovascular Medicine 11, no. 4(August 2009): 289-301.

Ramsey, F., A. Ussery-Hall, D. Garcia, G. McDonald, A. Easton, M. Kambon, L. Balluz, W. Garvin, and J. Vigeant. "Prevalence of Selected Risk Behaviors and Chronic Diseases Behavioral Risk Factor Surveillance System(BRFSS), 39 Steps Communities, United States, 2005". Morbidity and Mortality Weekly Report Surveillance Summary 57, no. 11(October 31, 2008): 1-20.

Ratey, J. J., and E. Hagerman. Spark: The Revolutionary New Science of Exercise and the Brain. New York: Little, Brown and Company, 2008.

Razquin, C., J. A. Martinez, M. A. Martinez-Gonzalez, J. Fernandez Creheut, J. M. Santos, and A. Marti. "A Mediterranean Diet Rich in Virgin Olive Oil May Reverse the Effects of the -174G/CIL6 Gene Variant on 3-Year Body Weight Change". Molecular Nutrition and Food Research 54, suppl. 1(May 2010): S75-82.

Razquin, C., J. A. Martinez, M. A. Martinez-Gonzalez, M. T. Mitjavila, R. Estruch, and A. Marti. "A 3 Years Follow Up of a Mediterranean Diet Rich in Virgin Olive Oil Is Associated with High Plasma Antioxidant Capacity and Reduced Body Weight Gain". European Journal of Clinical Nutrition 63, no. 12(December 2009): 1387-93.

Reynolds, G. The First 20 Minutes: Surprising Science Reveals How We Can Exercise Better, Train Smarter, Live Longer. New York: Hudson Street Press, 2012.

Robert Wood Johnson Foundation. "Declining Childhood Obesity Rates Where Are We Seeing the Most Progress?"Health Policy Snapshot, September 2012, www. rwjf. org/content/dam/farm/reports/issue_briefs/2012/rwjf401163. (accessed 3/20/2013).

Roberts, V., R. Maddison, C. Simpson, C. Bullen, and H. Prapavessis. "The Acute Effects of Exercise on Cigarette Cravings, Withdrawal Symptoms, Affect, and Smoking Behaviour: Systematic Review Update and Metaanalysis". Psychopharmacology 222(2012): 1-15.

Robinson, E., J. Blissett, and S. Higgs. "Recall of Vegetable Eating Affects Future Predicted Enjoyment and Choice of Vegetables in British University Undergraduate Students". Journal of the American Dietetic Association 111, no. 10(October 2011): 1543-48.

Rolls, B. J., L. S. Roe, and J. S. Meengs. "Large Portion Sizes Lead to a Sustained Increase in Energy Intake over 2 Days". Journal of the American Dietetic Association 106, no. 4(April 2006): 543-49.

Ruby, M. B., E. W. Dunn, A. Perrino, R. Gillis, and S. Viel. "The Invisible Benefits of Exercise". Health Psychology 30, no. 1(January 2011): 67-74.

Salomon, J. A., H. Wang, M. K. Freeman, T. Vos., A. D. Flaxman, A. D. Lopez, and C. J. Murray. "Healthy Life Expectancy for 187 Countries, 1990-2010: A Systematic Analysis for the Global Burden Disease Study 2010". The Lancet 380, no. 9859(December 15, 2012): 2144-62. Erratum in The Lancet 380, no. 9867(February 23, 2012): 628.

Schwartz, M. B., L. R. Vartanian, C. M. Wharton, and K. D. Brownell. "Examining the

Nutritional Quality of Breakfast Cereals Marketed to Children". Journal of the American Dietetic Association 108, no. 4(April 2008): 702-5.

"Shape of the Nation Report 2012". National Association for Sport and Physical Education and the American Heart Association.

Smith, K. J., L. Blizzard, S. A. McNaughton, S. L. Gall, T. Dwyer, and A. J. Venn. "Takeaway Food Consumption and Cardio-Metabolic Risk Factors in Young Adults". European Journal of Clinical Nutrition. 66, no. 5(May 2012): 577-84.

Snyder, A., B. Colvin, and J. K. Gammack. "Pedometer Use Increases Daily Steps and Functional Status in Older Adults". Journal of the American Medical Directors Association. 12, no. 8(October 2011): 590-94.

Spencer, E. A., K. L. Pirie, R. J. Stevens, V. Beral, A. Brown, B. Liu, J. Green, and G. K. Reeves. "Diabetes and Modifiable Risk Factors for Cardiovascular Disease: The Prospective Million Women Study". European Journal of Epidemiology 23, no. 12(2008): 793-99.

Steeves, J. A., D. L. Thompson, and D. R. Bassett Jr. "Energy Cost of Stepping in Place while Watching Television Commercials". Medicine and Science in Sports and Exercise. 44, no. 2(February 2012): 330-35.

Stein, L. J., H. Nagai, M. Nakagawa, and G. K. Beauchamp. "Effects of Repeated Exposure and Health-Related Information on Hedonic Evaluation and Acceptance of a Bitter Beverage". Appetite. 40, no. 2(April 2003): 119-29.

Steptoe, A., and J. Wardle. "What the Experts Think: A European Survey of Expert Opinion about the Influence of Lifestyle on Health". European Journal of Epidemiology 10, no. 2(April 1994): 195-203.

Stroebele, N., and J. M. De Castro. "Effect of Ambience on Food Intake and Food Choice". Nutrition 20, no. 9(September 2004): 821-38.

——. "Listening to Music While Eating Is Related to Increases in People's Food Intake and Meal Duration". Appetite 47, no. 3(November 2006): 285-89.

Sun, X. D., X. E. Liu, and D. S. Huang. "Curcumin Induces Apoptosis of Triple-Negative Breast Cancer Cells by Inhibition of EGFR Expression". Molecular Medicine Reports 6, no. 6(December 2012): 1267-70.

Tanaka, S., S. Yamamoto, M. Inoue, M. Iwasaki, S. Sasazuki, H. Iso, and S. Tsugane. "Projecting the Probability of Survival Free from Cancer and Cardiovascular Incidence through Lifestyle Modification in Japan". Preventive Medicine 48, no. 2(February 2009): 128-33.

Taylor, A. H., and A. J. Oliver. "Acute Effects of Brisk Walking on Urges to Eat Chocolate, Affect, and Responses to a Stressor and Chocolate Cue: An Experimental Study". Appetite 52, no. 1(February 2009): 155-60.

Turner, S. A., A. Luszczynska, L. Warner, and R. Schwarzer. "Emotional and Uncontrolled Eating Styles and Chocolate Chip Cookie Consumption: A Controlled Trial of the

Effects of Positive Mood Enhancement". Appetite 54, no. 1(February 2010): 143-49.

Van der Ploeg, H. P., T. Chey, R. J. Korda, E. Banks, and A. Bauman. "Sitting Time and All-Cause Mortality Risk in 222, 497 Australian Adults". Archives of Internal Medicine 172, no. 6(March 26, 2012): 494-500.

Van Dijk, S. J., E. J. Feskens, M. B. Bos, D. W. Hoelen, R. Heijligenberg, M. G. Bromhaar, L. D. de Groot, J. H. de Vries, M. Muller, and L. A. Afman. "A Saturated Fatty Acid-Rich Diet Induces an Obesity-Linked Proinflammatory Gene Expression Profile in Adipose Tissue of Subjects at Risk of Metabolic Syndrome". American Journal of Clinical Nutrition 90, no. 6(December 2009): 1656-64.

Van Kleef, E., M. Shimizu, and B. Wansink. "Food Compensation: Do Exercise Ads Change Food Intake? " International Journal of Behavioral Nutrition and Physical Activity 8(January 28, 2011): 6.

Vartanian, L. R. ' C. P. Herman, and B. Wansink. "Are We Aware of the External Factors That Influence Our Food Intake?"Health Psychology 27, no. 5(2008): 533-38.

Wallace, J. P., J. S. Raglin, and C. A. Jastremski. "Twelve Month Adherence of Adults Who Joined a Fitness Program with a Spouse vs. without a Spouse". Journal of Sports Medicine and Physical Fitness 35, no. 3(September 1995): 206-13.

Wannamethee, S. G., A. G. Shaper, M. Walker, and S. Ebrahim. "Lifestyle and 15-Year Survival Free of Heart Attack, Stroke, and Diabetes in Middle-Aged British Men". Archives of Internal Medicine 158, no. 22(December 7-21, 1998): 2433-40.

Wansink, B. Mindless Eating: Why We Eat More Than We Think. New York: Bantam Dell, 2006.

Warziski, M. T., S. M. Sereika, M. A. Styn, E. Music, and L. E. Burke. "Changes in Self-Efficacy and Dietary Adherence: The Impact on Weight Loss in the PREFER Study". Journal of Behavioral Medicine 31, no. 1(February 2008): 81-92.

Weisburger, J. H. "Lifestyle, Health and Disease Prevention: The Underlying Mechanisms". European Journal of Cancer Prevention 11, suppl. 2(August 2002): Sl-7.

Woo, J. "Relationships among Diet, Physical Activity and Other Lifestyle Factors and Debilitating Diseases in the Elderly". European Journal of Clinical Nutrition 54, suppl. 3(June 2000): S143-47.

Wyse, R., E. Campbell, N. Nathan, and L. Wolfenden. "Associations between Characteristics of the Home Food Environment and Fruit and Vegetable Intake in Preschool Children: A Cross-Sectional Study. " BMC Public Health 11(December 16' 2011): 938.

Yeh, M. C, S. B. Ickes, L. M. Lowenstein, K. Shuval, A. S. Ammerman, R. Farris, and D. L. Katz. "Understanding Barriers and Facilitators of Fruit and Vegetable Consumption among a Diverse Multi-ethnic Population in the U. S. A". Health Promotion International 23, no. 1(March 2008): 42-51.

Yeh, M. C., E. Rodriguez, H. Nawaz, M. Gonzalez, D. Nakamoto, and D. L. Katz. "Technical Skills for Weight Loss: 2-Year Follow-Up Results of a Randomized Trial". International Journal of Obesity and Related Metabolic Disorders 27, no. 12(December 2003): 1500-1506.

Yi W., and H. Y. Wetzstein. "Anti-Tumorigenic Activity of Five Culinary and Medicinal Herbs Grown under Greenhouse Conditions and Their Combination Effects". Journal of the Science of Food and Agriculture 91, no. 10(August 15, 2011): 1849-54.

Zhang, Y., and R. Cooke. "Using a Combined Motivational and Volitional Intervention to Promote Exercise and Healthy Dietary Behaviour among Undergraduates". Diabetes Research and Clinical Practice. 95, no. 2(February 2012): 215-23.

译后与致谢

　　2015年11月，笔者在美国访学期间拜访了哈佛大学富布莱特高级访问学者、山东大学外国语学院文学博士赵秀福教授。赵秀福教授博学多才，曾出版译著《杜威：宗教信仰与民主人本主义》《治愈中的精神性：原因、方法、时机与内涵》等，医学、健康、营养是我们交流过程中共同感兴趣的话题。感谢赵教授的推荐，同时感谢科学出版社协助解决译著版权问题，才有了这本《疾病预防——维系健康的秘诀》的选择和翻译计划。

　　《疾病预防——维系健康的秘诀》原作301页，笔者为主译者，本书20万字由笔者完成。2016年4～9月，笔者阅读《疾病预防——维系健康的秘诀》原作 *Disease Proof: The Remarkable Truth about What Makes Us Well* 时，参阅 *Marketplace of the Marvelous: the strange origins of modern medicine*、*Goodnesses Never Age* 及 *Your Medical Mind: How to Decide What Is Right for You* 3本英文读本，并做了大量笔记，以更好地了解相关医学、健康、营养方面的英语表达和原作者英语写作习惯及其背后的文化，以便在翻译过程中更完整地传递原作内容。译者在译前查阅了大量与医学、健康、营养相关的中文资料并泛读了《吃法决定活法》《只有医生知道》等医学、健康、营养读本，并在与原作者背景相似的情况下对中西方相关语言的表达做了对比研究，以便最大程度满足读者的阅读期待。2016年10月至2017年8月，笔者完成翻译初稿并与笔者的翻译硕士学生完成了一稿审校。作为英语语言文学专业毕业、现从事翻译理论与实践及跨文化传播研究的笔者来说，本书约10个月的翻译过程并不容易，其间遇到过不少医学术语理解及表述困难的情况，为此空军军医大学肿瘤科主任雷革胜教授和陕西中医药大学呼吸科主任马战平教授在译者翻译过程中给予了专业上的指导和帮助。随后的初稿审校历经7个月、4轮漫长的修改过程。感谢陕西省立医院肝胆科的胡海田主任和他的团队成员吴武军博士，感谢西安交通大学生命科学与技术学院博士后姚翠萍教授，感谢陕西科技大学同事王谦（西安交通大学医学部医学硕士）及其爱人西安交通大学第一附属医院主管药师张璐博士分别对本书所做的二稿、三稿和四稿的合作审校工作。笔者的翻译硕士学生钱洁同学（2015 级）和王晶晶同学（2018 级）分别在本书一稿和四稿审校中给予了积极协助，另外笔者的翻译硕士学生陈友艳（2018 级）、杨玲（2017 级）和李睿琪（2019 级）在科学出版社提出修改意见后积极参与审阅和修订，特别要提出的是笔者的翻译硕士学生徐昌（2016 级，本书协助译者）在本书译前准备、译中协助、译后审校、稿件管理，尤其是新技术应用等方面所做的大量工作和辛勤付出，他的积极协助促使本书翻译和审校工作得以顺利进展。还要感谢强生医疗爱惜康微创与能量事业部秦都团队成员张瑞奇和河北传媒学院 2020 级翻译硕士邱瀚锐。张瑞奇坚实的生物化学基础、多年美国留学经历及现有的工作经验，以及邱瀚锐扎实的英汉语言文学功底与浓厚的翻译兴趣，为本书全文及附表 B 出版前的最终审校和修订提供了很大的帮助。本书审校完成后，笔者将电子版发送给了家人和朋友约 20 人，他们读后深表肯定和喜爱。有幸邀请到参与审阅的姚翠萍博士为本书作序。笔者在此一并表示最衷心的感谢！

最后，还要感谢本书原作，让笔者和笔者的学生在翻译能力和知识方面受益匪浅。感谢原作作者，他在医学、健康、营养方面深厚的学识和丰富的实践经验赋予本书以权威的预防疾病新视角。感谢原作读者，他们对原作及原作作者的客观评价和高度褒扬，给了笔者选择、翻译和推荐本书给中国读者的信心和决心。感谢全球化新时代，为中西医学、营养、健康交流和互鉴提供了平台。

李稳敏

2020 年 4 月

于陕西科技大学

针对我们激增的腰围和健康问题，此书通过挖掘和洞悉影响我们腰围与健康的潜藏危险，对时下蔓延的肥胖症和继发性慢性病，提供了具体的改善建议，使读者能够掌控自身的健康。相信那些热衷于保护自身和亲人免受这些病痛折磨的人士很快都会有阅读此书的愿望。

——迪安·奥尼士，《特殊食谱》作者

《疾病预防——维系健康的秘诀》不仅是一本讲述如何保持健康的书籍，也是培养人们运用健康知识技能的书籍。卡茨和科利诺在此书中让这些技能显得简单易学。他们鼓励读者为自身和他人的健康勇担责任，并且为构建健康社会而不懈努力，对此我极为赞赏。

——马里昂·奈斯德，《饮食选择》作者，纽约大学营养、
食品研究和公共卫生学院教授

卡茨博士深刻意识到，追求健康和保持健康体重是非常具有挑战性的。他也拥有能够将自身知识和见解转化为实践项目和工具的非凡能力。《疾病预防——维系健康的秘诀》一书充分展现了这种才智。如果你想要拥有更加健康的身体和更加美好的未来，此书会成为你"完美健康"的智囊集。

——大卫·A.凯斯勒，《饕餮的终结》作者，美国食品药品
监督管理局前任专员

《疾病预防——维系健康的秘诀》一书从我们意想不到的角度提醒我们：健康掌握在我们自己手中。对每个人来讲，都迫切需要这本书。我们都有能力过上更加幸福的生活，卡茨博士的这一结论合乎情理，理据充分，富有力量，而且是基于最新科学证据和数十年的临床经验总结出来的。

——阿里安娜·赫芬顿，赫芬顿邮报传媒集团总裁及主编

　　《疾病预防——维系健康的秘诀》一书全面、易懂，不可或缺。本书针对如何重新掌握医疗命运、抵御目前困扰成年人和儿童的慢性病，提出了令人信服的佐证。给那些认为"健康无法自我掌握"的数百万美国民众敲响了急迫的警钟。

　　　　——大卫·斯达特，美国卫生局前局长，美国疾病控制与预防
　　　　中心主任，莫尔豪斯医学院萨彻尔健康前沿研究所创始人

　　《疾病预防——维系健康的秘诀》一书中的建议一经采用，就会给人们带来健康、有活力的生活。人人都需要这样的建议。

　　　　——克里斯汀娜·诺斯若普，《女性身体》、《女性智慧》
　　　　和《更年期智慧》的作者

　　《疾病预防——维系健康的秘诀》一书开创性地提出了促进自我健康的方法，以及大家共同努力，携手走向健康生活的应尽之事。阅读此书，人人受益。

　　　　——乔伊·鲍尔，《今日秀》营养和健康专家，《乔伊·鲍
　　　　尔食疗》的作者

　　如果你想要构建更加健康的身体和更加美好的未来，本书会成为你完美的工具包。

　　　　——大卫·凯斯勒，《饕餮的终结》作者，美国食品药品监
　　　　督管理局前任专员

　　有时候，我们周围的人似乎不断被诊断出患有慢性病，而且我们可能也会如此。在《疾病预防——维系健康的秘诀》一书中，预防医学领域的权威专家戴维·L.卡茨博士利用最新的科学证据和数十年的临床经验向我们解释了将重大慢性病，如心脏病、癌症、卒中、糖尿病、痴呆症和肥胖症的患病率惊人地降低 80%的方法。卡茨博士为我们提供了技能力，即一套经过证实有益于使用者的工具，这套工具可以帮助我们进行简单的行为改变，从而对我们的健康和幸福产生巨大的影响。这本《疾病预防——维系健康的秘诀》不仅鼓舞人心，具有开创性，而且具有范例意义，它证明了持续改变生活方式要比我们想象的简单。

《疾病预防——维系健康的秘诀》不仅是一本讲述如何保持健康的书籍，也是培养运用这种知识的技能的书籍。

　　——马里昂·奈斯德，《饮食选择》作者，纽约大学营养、

　　食品研究和公共卫生学院教授。

《疾病预防——维系健康的秘诀》让读者掌握目前和未来的健康……值得一读。

　　——迪安·奥尼士，《特殊食谱》作者